Surmonter La Trahison

Reconstruire la confiance et retrouver l'amour - Créez un avenir où l'amour est sûr et possible

Alex Locklear

Table des matières:

Introduction 4

Chapitre 1 : **Qu'est-ce que la trahison** 10

Chapitre 2 : **Comment la trahison nous reveille** 20

Chapitre 3: **Reconnaître vos modèles de confiance** 27

Chapitre 4 : **Traiter la douleur** 34

Chapitre 5 : **Affronter le Critique Intérieur** 42

Chapitre 6: **Construire une fondation de l'amour de soi** 50

Chapitre 7 : **Établir des limites saines** 55

Chapitre 8 : **Écouter votre intuition** 62

Chapitre 9 : **Surmonter la peur de la vulnérabilité** 69

Chapitre 10 : **Trouver les bonnes personnes** 75

Chapitre 11 : **Une communication ouverte pour renforcer la confiance** 82

Chapitre 12 : **Prendre des risques calculés** 90

Conclusion : La confiance en tant que processus en cours, l'adoption de la possibilité de l'amour, un message de résilience 97

Introduction

Quand je l'ai rencontré, je n'étais pas à la recherche de problèmes. Je ne suis jamais tombé amoureuse de quelqu'un à première vue. Mais il y avait quelque chose de différent dans son calme et la façon dont il écoutait. Je me sens bien. En sécurité.

Au fil des mois, à travers des rires partagés et des conversations tardives qui ont montré comment nous nous sentions vraiment, j'ai appris à faire confiance. Je pensais que l'amour pouvait être simple et facile pour la première fois. C'était le genre de bonheur que je n'avais vu qu'au cinéma.

Elle n'était pas là au début. La découverte les a frappés dans l'intestin. C'était un message texte ou un regard non planifié, le genre de froid, la preuve incontestable qui brise votre monde en un instant. Même si ce n'était pas une grosse tromperie, elle faisait encore plus mal que tout.

Le sol sous mes pieds s'est cassé. J'avais des doutes sur tout: ce qu'il disait, nos souvenirs, et surtout, mon propre jugement.

Vous avez probablement votre propre version de cette histoire si vous lisez ceci. Cela aurait pu être un grand combat, un mensonge de longue durée, ou la mort lente d'un amour qui était autrefois très fort. Il y a quelque chose à propos de la tristesse qui tache tout ce qu'elle touche, en particulier notre crédibilité.

Je voudrais dire que j'ai géré les choses avec grâce. Que je puisse voir ma douleur comme une barrière à court terme et une chance d'apprendre quelque chose. Ça ne s'est pas passé comme ça. Je suis allé dans un cercle à la place. Tout le monde m'a touché, des amis, de la famille, et même de nouveaux partenaires possibles.

Un simple message qui n'a pas été renvoyé a causé beaucoup de stress qui était inutile. Il y avait des murs autour de moi, j'ai fait passer des tests, et je me suis dit que j'aurais mieux à faire seul. Il s'avère que je n'étais pas la seul à ressentir ça.

La crise cardiaque ne fait pas que blesser nos sentiments; elle secoue nos croyances au cœur de celles-ci. Nous construisons des relations, pas seulement sexuelles, sur la confiance. C'est aussi la façon dont nous nous connectons à d'autres personnes en général. Lorsque cette confiance est brisée, en particulier par quelqu'un dont nous nous soucions beaucoup, cela fait mal de plusieurs façons.

Nous pouvons nous demander quand nous sommes trahis : • Nos pensées : « Comment ne l'ai-je pas vu venir? Est-ce que je ne suis pas naturellement aimable? »

-- S'ils peuvent faire cela, à qui puis-je faire confiance? • "Est-ce qu'un amour sain et durable est même possible?" est une question sur la possibilité d'un avenir heureux.

Cette perte de confiance n'est pas un signe de faiblesse ou de mauvais caractère. C'est une façon normale, même attendue, de réagir à la douleur. Nos cerveaux sont connectés pour nous protéger, donc quand quelque chose qui nous rassemble se transforme en quelque chose que nous faisons mal, nous nous retirons naturellement.

Le problème se pose lorsque nous laissons les souffrances du passé contrôler la façon dont nous nous traitons les uns les autres à l'avenir.

Pourquoi s'améliorer est important si vous voulez retrouver l'amour

J'avais l'impression de vivre dans une bulle de sécurité pendant des mois, voire des années. Mettre l'amour dans la catégorie 'trop difficile' se sentait plus sûr et plus facile. Mais ce genre de sécurité était creux, comme s'il y avait une douleur sous la surface. Les gens ont besoin de se connecter avec les autres. C'est dans nos gènes. Il est facile d'essayer de bloquer la possibilité d'une douleur future, mais le blocage de la souffrance bloque aussi la joie.

Il vaut la peine de prendre une chance sur l'amour parce que nous pourrions trouver quelqu'un qui nous voit vraiment, nous respecte, et toujours nous choisit. Pour atteindre ce potentiel, nous devons cependant nous débarrasser des souffrances du passé. C'est là que l'amélioration entre en jeu.

Oublier ce qui s'est passé ou agir comme un commutateur magique enlève la douleur ne fait pas partie de la guérison.

- Traiter nos sentiments : nous laisser ressentir la tristesse, la colère, la confusion, et tous les autres sentiments compliqués qui viennent avec un cœur brisé.

- Déterminer pourquoi nous avons des difficultés à avoir confiance : examiner nos relations passées et nos expériences pour trouver les croyances fondamentales qui nous font peur maintenant.
- Rétablir notre confiance en nous-mêmes en apprenant à écouter notre intestin, à fixer des limites saines et à rétablir notre estime de soi endommagée.

La guérison ne se fait pas en ligne droite. Il a ses hauts et ses bas, avec des temps clairs suivis par le retour de vieux soucis. Mais à chaque pas que nous prenons pour en apprendre davantage sur nous-mêmes, soigner nos blessures, et décider de faire confiance à nouveau, d'abord en nous et ensuite en les autres, nous détruisons ces murs et faisons place à l'amour pour revenir dans nos vies.

Il est très important de comprendre que seul vous pouvez décider de guérir. L'amour ne promet rien, même quand on est prêt. Mais je peux vous promettre une chose : si vous choisissez de rester coincé dans la douleur du passé, vous le ferez. Une promesse que vous ne vous donnerez pas le bonheur, l'amitié et la vraie connexion qu'une relation aimante pourrait apporter.

Ce livre me montre le chemin d'un voyage que j'aimerais avoir quand j'étais dans la plus grande douleur. Ce livre est une collection de leçons que j'ai apprises de mes propres problèmes de relation, de parler à des experts en relations, et de beaucoup d'autres personnes qui ont été blessées et puis ont retrouvé l'amour à nouveau.

Nous allons parler de la nature compliquée de la confiance, pourquoi elle s'effondre, les vrais problèmes qui rendent difficile la reconstruction, et les outils utiles dont vous avez besoin pour vous améliorer. Je ne vais pas vous donner des mots vides ou des solutions simples. Il faut du travail pour guérir. Je pense vraiment que c'est la chose la plus importante que nous puissions faire pour nous-mêmes.

Ce qui vient ensuite vous mènera à travers un processus qui vous aidera vraiment à guérir, pas seulement des corrections rapides ou des conseils à la surface pour "trouver" quelqu'un. Pour commencer, nous allons parler de la blessure de la trahison et comment elle change la façon dont nous nous voyons nous-mêmes et le monde. À partir de là, nous nous concentrerons sur la construction de la base de la confiance en soi, puis nous examinerons les mesures lentes et délibérées nécessaires pour faire confiance aux autres.

Ce livre est destiné à vous donner les outils pour : « Séparer le passé du présent pour arrêter de blesser les relations qui sont censées être saines.

• Découvrez quels risques vous auriez pu manquer auparavant.

• Assurez-vous que tout le monde sait ce dont vous avez besoin et construisez des relations sur l'honnêteté.

• Trouvez le bon mélange entre être prudent et être assez ouvert pour se connecter.

• Aimez à nouveau de tout votre coeur, sans crainte toujours en arrière-plan.

Il est possible de guérir un cœur brisé. Vous pouvez avoir confiance à nouveau après avoir été menti. Et enfin, il n'est pas seulement possible de trouver l'amour qui vous accepte pour qui vous êtes, vous le méritez. Allons faire ce voyage ensemble.

Partie 1: Découvrir ce que la blessure est

Chapitre 1 : Qu'est-ce que la trahison

Quand la confiance dans une relation se brise, c'est une perte qui est différente de la plupart des autres. Quand quelqu'un nous trahit, cela nuit à notre sécurité, à notre confiance en eux, et à la personne que nous avons choisie de laisser entrer dans nos cœurs. Pour commencer le processus de reconstruction, il est important de comprendre les différents types de violations de confiance et comment chacune de ces violations nuit à notre capacité à se sentir en sécurité dans l'amour.

Beaucoup de tricherie

Cela inclut avoir des relations avec d'autres personnes, avoir des affaires émotionnelles en cours, ou garder des relations secrètes en marche, qu'elles se produisent en ligne ou hors ligne. Une trahison physique est souvent la plus douloureuse immédiatement, mais une affaire qui est très proche et émotionnelle peut être tout aussi mauvaise pour la confiance, sinon pire.

- Les effets : Trahir votre partenaire brise la promesse de base de loyauté et d'exclusivité dans une relation. Elle brise l'illusion d'une réalité partagée, de "nous contre le monde". Tout à coup, nous remettons tout en question, des petits détails à notre passé en tant que groupe.

- Au-delà de la Loi : ce n'est pas seulement l'acte lui-même, c'est aussi le mensonge, le déguisement et les couvertures complexes qui s'accompagnent. Quand notre partenaire nous trahit de cette façon, il nous fait remettre en question leur caractère et notre capacité à lire les gens.

Petite arnaque

Ces actions plus subtiles sont dans une zone grise qui conteste les idées communes de ce que signifie trahir quelqu'un. Parmi eux, on peut citer :

• Il est appelé "flirter avec intention" si vous faites des choses sexuelles ou flirter en public ou en ligne pour obtenir l'attention ou l'approbation de personnes en dehors de votre relation tout en le cachant à votre partenaire.

• Maintenir des relations malsaines : entretenir des liens émotionnels étroits (avec des anciens partenaires, des collègues ou des personnes que vous rencontrez en ligne) qui vont au-delà des limites saines, surtout si cela est fait derrière leurs dos.

• Comparaisons émotionnelles : Si vous montrez constamment votre partenaire comme moins précieux que les autres, même si vous êtes juste en train de plaisanter, cela blesse leur sens de la valeur dans la relation.

• L'effet : La micro-fraude nuit à la confiance parce qu'elle montre que vous ne respectez pas les limites établies, n'avez pas d'investissement émotionnel dans la relation, et êtes prêt à mentir, même si ce que vous cachez n'est pas clair. "S'ils font ça, qu'est-ce qu'ils cachent?" Ce genre de doute nous fait penser.

Promesses de comportement brisé et tremblant

Dans un partenariat sain, nous faisons confiance à notre partenaire quand il est fiable. Briser des vœux ou montrer que vous êtes chroniquement peu fiable fait mal à cette importante confiance de plusieurs manières :

• La phrase que nous ne sommes pas importants: Si notre partenaire annule fréquemment des plans, oublie des choses importantes, ou met d'autres choses avant nous, cela dit à notre cerveau que nous sommes pas vraiment importants.

• Enlève Dépendance : Au fil du temps, nous commençons à croire que nous ne pouvons pas faire confiance à ce qu'ils disent. Nous commençons à être prudents, à faire des plans de sauvegarde, et nous sommes toujours prêts pour l'échec.

• A un effet sur la confiance future : Une fois ce modèle établi, il peut être difficile de se débarrasser de la peur et de l'espérance d'être laissé tomber, même si notre partenaire essaie d'être plus fiable.

Le mensonge et la tromperie

Tout type de mensonge, des gros mensonges aux petits qui semblent insignifiants ou mentaient par omission, brise la confiance. Peu importe à quel point le mensonge est petit, il suggère de manière aveugle que dire la vérité est dangereux dans la relation.

• Démantèlement de la réalité partagée : Chaque mensonge nous rend moins sûrs que nous comprenons tous les deux comment fonctionne notre vie ensemble. Nous commençons à réfléchir aux échanges passés et nous demandons ce qu'on ne nous a pas encore dit.

• Mentir en tant que modèle: Les mensonges d'une fois sont nocifs, mais mentir tout le temps montre que vous avez un défaut de caractère majeur. « S'ils mentent à ce sujet, qu'est-ce qu'il y a de faux? » nous nous demandons nous-mêmes.

• Mensonges blancs et « Pour votre propre bien » : les mensonges qui sont dits avec de bonnes intentions, comme « Je ne voulais pas vous blesser », sont toujours méchants. À cause de cela, nous ne faisons pas confiance à notre partenaire pour nous dire la dure vérité, et nous perdons notre indépendance dans le partenariat.

Abus émotionnel et ignorance

Lorsqu'un partenaire vous fait sentir compris, reconnu et soutenu, vous pouvez partager vos faiblesses avec eux sans vous soucier qu'ils vous jugeront ou vous ignoreront. C'est ce qu'on appelle la confiance émotionnelle. La relation commence à se sentir profondément dangereuse quand cette confiance se brise.

• Ne pas se sentir vraiment vu ou entendu : Lorsque notre partenaire néglige fréquemment nos inquiétudes, évite les conversations difficiles, ou refuse de se connecter avec nos expériences émotionnelles, nous commençons à croire qu'ils ne se soucient pas de votre vie intérieure.

• Se sentir seul dans une relation: Lorsque les gens cessent de se soucier émotionnellement les uns des autres, cela peut conduire à un profond sentiment de solitude. Nous avons l'impression que nous portons nos problèmes par nous-mêmes et ne pouvons pas compter sur notre supposé partenaire de vie pour nous donner l'aide dont nous avons tellement besoin.

• Comment cela affecte le doute de soi : Lorsque nos sentiments sont constamment effacés, nous commençons à nous douter de nous-mêmes. Nous commençons à douter de nos propres sentiments et de nos pensées en demandant, "Est-ce que je réagis trop?" ou "Peut-être que je suis trop sensible..."

Profiter de la confiance

Nous devons pouvoir faire confiance à quelqu'un avant de leur parler de nos insécurités, de nos expériences passées douloureuses ou de nos problèmes personnels. La rupture de cette confiance peut être particulièrement mauvaise.

• Briser notre espace de sécurité : Lorsque quelqu'un en qui nous faisons confiance utilise nos faiblesses contre nous, parle mal de nous derrière nos épaules, ou partage nos secrets sans réfléchir deux fois, cela va à l'encontre de l'idée que nous sommes en sécurité dans la relation.

• La peur d'être exposé à nouveau : ce genre de trahison nous rend vigilants. Il peut nous faire nous fermer mentalement et nous couper d'autres personnes si nous pensons, "Si ils vont me trahir avec ça, qu'est-ce que ELSE n'est pas sûr de partager?"

• L'« armure » de la vulnérabilité : quand quelqu'un trahit notre confiance, il peut utiliser nos peurs les plus profondes ou les traumatismes contre nous dans des combats ou pour nous contrôler. Non seulement cela montre une perte de confiance, mais il montre aussi un mépris profond pour notre santé.

La confiance couvre aussi les choses de tous les jours comme l'argent. Lorsque l'argent, qui est une source importante de sécurité et de stabilité, est mal traité dans une relation, il conduit à un certain nombre de différents types de trahison:

• Les dettes cachées et les achats majeurs: Cela nuit à notre confiance que notre partenaire sera honnête à propos de tout ce qui affecte nos finances partagées. Cela fait que les gens s'inquiètent de l'avenir et se sentent souvent en colère de devoir porter une charge supplémentaire.

• Mentir au sujet du revenu ou des dépenses : Si quelqu'un ment au sujet de ses revenus ou cache de grandes habitudes de dépense, il est plus difficile pour lui et son partenaire de planifier leur vie ensemble sur la base d'une compréhension partagée de leurs ressources.

• Profiter de notre vulnérabilité financière : Si un partenaire profite de nos ressources, nous oblige à prendre des risques financiers, ou nous contrôle en utilisant notre dépendance financière, c'est une profonde trahison qui pourrait avoir des effets durables sur notre sécurité et notre bien-être.

Le mensonge et la tromperie

Tout type de mensonge, des gros mensonges aux petits qui semblent insignifiants ou mentaient par omission, brise la confiance. Peu importe à quel point le mensonge est petit, il suggère de manière aveugle que dire la vérité est dangereux dans la relation.

- **Démantèlement de la réalité partagée** : Chaque mensonge nous rend moins sûrs que nous comprenons tous les deux comment fonctionne notre vie ensemble. Nous commençons à réfléchir aux échanges passés et nous demandons ce qu'on ne nous a pas encore dit.

- **Mentir en tant que modèle:** Les mensonges d'une fois sont nocifs, mais mentir tout le temps montre que vous avez un défaut de caractère majeur. « S'ils mentent à ce sujet, qu'est-ce qu'il y a de faux? » nous nous demandons nous-mêmes.

- **Mensonges blancs et « Pour votre propre bien »** : les mensonges qui sont dits avec de bonnes intentions, comme « Je ne voulais pas vous blesser », sont toujours méchants. À cause de cela, nous ne faisons pas confiance à notre partenaire pour nous dire la dure vérité, et nous perdons notre indépendance dans le partenariat.

Abus émotionnel et ignorance

Lorsqu'un partenaire vous fait sentir compris, reconnu et soutenu, vous pouvez partager vos faiblesses avec eux sans vous soucier qu'ils vous jugeront ou vous ignoreront. C'est ce qu'on appelle la confiance émotionnelle. La relation commence à se sentir profondément dangereuse quand cette confiance se brise.

- **Ne pas se sentir vraiment vu ou entendu** : Lorsque notre partenaire néglige fréquemment nos inquiétudes, évite les conversations difficiles, ou refuse de se connecter avec nos expériences émotionnelles, nous commençons à croire qu'ils ne se soucient pas de votre vie intérieure.

- **Se sentir seul dans une relation:** Lorsque les gens cessent de se soucier émotionnellement les uns des autres, cela peut conduire à un profond sentiment de solitude. Nous avons l'impression que nous portons nos problèmes par nous-mêmes et ne pouvons pas compter sur notre supposé partenaire de vie pour nous donner l'aide dont nous avons tellement besoin.

• Comment cela affecte le doute de soi : Lorsque nos sentiments sont constamment effacés, nous commençons à nous douter de nous-mêmes. Nous commençons à douter de nos propres sentiments et de nos pensées en demandant, "Est-ce que je réagis trop?" ou "Peut-être que je suis trop sensible..."

Profiter de la confiance

Nous devons pouvoir faire confiance à quelqu'un avant de leur parler de nos insécurités, de nos expériences passées douloureuses ou de nos problèmes personnels. La rupture de cette confiance peut être particulièrement mauvaise.

• Briser notre espace de sécurité : Lorsque quelqu'un en qui nous faisons confiance utilise nos faiblesses contre nous, parle mal de nous derrière nos épaules, ou partage nos secrets sans réfléchir deux fois, cela va à l'encontre de l'idée que nous sommes en sécurité dans la relation.

• La peur d'être exposé à nouveau : ce genre de trahison nous rend vigilants. Il peut nous faire nous fermer mentalement et nous couper d'autres personnes si nous pensons, "Si ils vont me trahir avec ça, qu'est-ce que ELSE n'est pas sûr de partager?"

• L'« armure » de la vulnérabilité : quand quelqu'un trahit notre confiance, il peut utiliser nos peurs les plus profondes ou les traumatismes contre nous dans des combats ou pour nous contrôler. Non seulement cela montre une perte de confiance, mais il montre aussi un mépris profond pour notre santé.

Trahison de l'argent

La confiance couvre aussi les choses de tous les jours comme l'argent. Lorsque l'argent, qui est une source importante de sécurité et de stabilité, est mal traité dans une relation, il conduit à un certain nombre de différents types de trahison:

• Les dettes cachées et les achats majeurs: Cela nuit à notre confiance que notre partenaire sera honnête à propos de tout ce qui affecte nos finances partagées. Cela fait que les gens s'inquiètent de l'avenir et se sentent souvent en colère de devoir porter une charge supplémentaire.

• Mentir au sujet du revenu ou des dépenses : Si quelqu'un ment au sujet de ses revenus ou cache de grandes habitudes de dépense, il est plus difficile pour lui et son partenaire de planifier leur vie ensemble sur la base d'une compréhension partagée de leurs ressources.

• Profiter de notre vulnérabilité financière : Si un partenaire profite de nos ressources, nous oblige à prendre des risques financiers, ou nous contrôle en utilisant notre dépendance financière, c'est une profonde trahison qui pourrait avoir des effets durables sur notre sécurité et notre bien-être.

Chapitre 2 : Comment la trahison nous reveille

Les ruptures ne blessent pas seulement nos sentiments; elles changent aussi la façon dont nous nous voyons nous-mêmes, la manière dont nous regardons les autres, et la façon de voir le monde. Lorsque le fondement de la confiance est brisé, en particulier par quelqu'un que nous aimons, nos corps réagissent avec des boucliers destinés à nous empêcher de traverser la douleur à nouveau.

Une grande partie de l'amélioration est de comprendre comment la trahison nous change à l'intérieur. Cette information ne fait pas disparaître nos inquiétudes et nos peurs, mais elle les rend plus réels. Lorsque nous cessons de voir nos réactions comme des défauts en nous-mêmes et que nous les voyons plutôt comme la réponse normale de notre corps et de notre esprit à être blessés, nous commençons à nous sentir de nouveau plus en contrôle et compassionnels envers nous.

La réponse à la trahison et au traumatisme

L'idée de "traumatisme de trahison" n'est pas un véritable diagnostic médical, mais elle voit l'effet énorme que la confiance brisée a sur nos relations les plus proches. Nos cerveaux sont raccordés pour se connecter avec d'autres personnes. Nous voulons un lien sûr et stable avec quelqu'un.
Lorsque ce qui nous fait nous sentir en sécurité devient un danger, les mécanismes de survie de notre corps entrent en surdrive, déclenchant une chaîne de réactions semblables à celles que nous subissons lors d'autres types de traumatismes.

Notre cerveau primitif est comme un système d'alerte qui nous maintient en sécurité. Sa tâche principale est de chercher le danger. Il est en état d'alerte quand quelqu'un le trahit. Nous pourrions nous sentir plus anxieux, nous trouver constamment en train de balayer nos environs pour des menaces (même si aucune n'est apparente), avoir des problèmes de sommeil, et être mentalement à l'extrémité.

Se sentir toujours vigilant est fatigant et rend difficile de se concentrer sur les tâches quotidiennes ou de trouver de véritables moments de détente.

Quand quelqu'un nous trahit, cela change nos émotions d'une manière importante.

Le choc, le déni, la tristesse profonde, la colère, et même les vagues d'empoisonnement peuvent venir et passer très rapidement. Ces sentiments se heurtent souvent et sont trop nombreux pour nous de gérer, nous laissant perdus dans nos propres tempêtes.

Au cœur, la tromperie détruit nos idées sur l'endroit où nous appartenons dans le monde. Nous avons peut-être eu une forte conviction que la plupart des gens peuvent être fiables, que nos proches auront toujours le dos, ou que nous méritons l'amour et la loyauté. Une grande rupture de confiance amène les gens à repenser ces vues, ce qui peut être douloureux. Cela peut apparaître comme une profonde méfiance, un doute dans nos propres capacités de jugement du caractère, ou même une perte de foi dans l'idée même de l'amour sain.

Ce qu'il fait à nos croyances fondamentales

La façon dont nous nous comprenons nous-mêmes, les autres et la vie en général est basée sur nos valeurs fondamentales. Leur développement provient à la fois des choses que nous avons faites quand nous étions enfants et des choses qu'on a apprises au fil du temps. Insidieusement, la trahison peut changer ces croyances fondamentales, en les remplaçant par des modes de pensée nocifs et nuisibles qui sont destinés à nous garder en sécurité mais qui nous tiennent coincés dans un cercle de douleur.

Regardons quelques-uns des changements les plus courants qui se produisent:

Quand quelqu'un en qui nous avons eu confiance nous fait mal, il est facile de prendre cela comme notre propre vérité. Ces pensées peuvent prendre place : « Je ne suis pas aimable », « Je choisis les mauvaises personnes », ou « Je suis toujours blessé ». Ces choses nous rendent plus susceptibles de nous blâmer nous-mêmes et de ne pas entrer dans de nouvelles relations avec espoir et confiance dans notre propre jugement.

Les croyances sur les autres: être trahi nous fait douter non seulement de la personne qui nous a trahis, mais aussi d'autres personnes en général. Nous commençons à faire trop de suppositions générales et à peindre le monde comme plein de gens égoïstes et peu fiables.

Cela rend les gens défensifs, ce qui rend difficile de créer de vraies relations. Nous pourrions penser que quelqu'un essaie de nous blesser quand ils font juste une erreur ou sautent à la pire conclusion, ce qui peut ruiner de bonnes relations avant même qu'elles ne commencent.

Ce que nous croyons au sujet du monde : Le monde peut ébranler notre sens de base de la sécurité et de la régularité. Les gens qui croient que "les choses fonctionnent normalement" ou "l'amour est réel" peuvent devenir cyniques et penser que les mauvaises choses sont non seulement possibles, mais aussi nécessaires. "Les mauvaises choses m'arrivent toujours" devient une malédiction personnelle que nous prenons après avoir été trahis. Cela nous fait nous sentir impuissants et nous prive du courage d'essayer encore l'amour.

Les effets de la trahison sur le corps

Perdre quelqu'un en qui nous faisons confiance ne nous fait pas seulement nous sentir mal mentalement, mais cela fait aussi mal à nos corps. Que ce soit à cause de l'insécurité de la relation en cours ou les effets d'une grande trahison, le stress à long terme a des effets dans le monde réel. Les systèmes immunitaires faibles nous rendent plus susceptibles de contracter des rhumes et des infections.

Les maux de tête, les problèmes d'estomac et les douleurs musculaires sont tous des symptômes physiques courants de la profonde connexion entre notre santé mentale et physique. Ainsi est l'inflammation accrue du corps, qui est liée à des maladies graves et des troubles de l'humeur.

La façon dont la trahison affecte nos corps est un avertissement que nous devons guérir dans tous les domaines de notre vie. La douleur mentale que nous ressentons doit être traitée avec des activités qui apaisent nos nerfs et nous donnent un nouveau sentiment de sécurité.

Ce qu'il fait aux styles d'annexe

Les relations que nous entretenons avec nos parents ou d'autres adultes qui s'occupent de nous quand nous sommes jeunes influent sur la façon dont nous interagissons avec les autres tout au long de notre vie. Malheureusement, être trahi en tant qu'adulte peut apporter ces blessures d'attachement précoces et nous faire confiance et nous sentir en sécurité dans l'amour encore moins.

Voici un aperçu simplifié de la façon dont les gens avec des styles d'attachement communs pourraient réagir à la trahison:

Attachement sûr: Les personnes qui ont un style d'attachement généralement sûr ont tendance à être plus fortes même lorsqu'elles sont blessées parce qu'elles avaient pour la plupart de bonnes relations quand elles étaient enfants. Même s'ils souffrent encore d'être trahis, ils peuvent ne pas le prendre personnellement et être en mesure de garder une vision plus juste des relations en général.

Si vous avez un style d'attachement anxieux, ce qui signifie que vous avez peur d'être laissé seul et avez besoin de beaucoup de réconfort, la trahison peut être très rassurante. Cela aggrave l'insécurité, ce qui peut conduire à des comportements tels que s'accrocher, tenter le partenaire en étant trop nécessiteux, ou toujours être suspect.

Attachement évitant : Les gens qui sont évitants ont tendance à avoir peur de la proximité et de la connexion, de sorte que quand quelqu'un les trahit, ils pourraient s'éloigner encore plus. Ils pensent que l'amour n'est pas sûr parce que la trahison renforce ce point de vue. La fermeture émotionnelle devient leur principale défense, ce qui rend encore plus difficile la formation de bonnes relations.

Choses importantes

Il y a quelques choses importantes que vous devez savoir à propos de ces réponses:

• Quelle est la validité de votre réaction : Il n'existe pas de façon « correcte » de traiter la trahison. Il est normal de ressentir de fortes émotions si elles surgissent ou si elles aggravent vos problèmes de connexion passés. Ils ne sont pas un signe de faiblesse ou une raison d'être dur avec soi-même.

• A blâmer ou à comprendre: Notre objectif n'est pas de nous blâmer davantage pour les problèmes que nous avons en ce moment. Comprendre comment nos corps et nos esprits traitent naturellement la douleur nous donne le pouvoir d'être gentils avec nous-mêmes et d'utiliser des techniques qui nous aident à guérir.

• Il faut du temps pour aller dans cette direction : il faut du travail et du temps à changer nos vues profondément retenues et la façon dont nous réagissons au stress. Tu dois être patient. Que vous voulez comprendre ce que vous traversez est un signe fort que vous êtes déjà sur la voie du changement.

Le chapitre suivant, nous allons parler des façons trompeuses de nous protéger après une trahison, celles qui nous rendent plus difficile de retrouver l'amour sans même nous en rendre compte. Nous pouvons apporter un grand changement pour le meilleur dans notre avenir en prenant conscience de ces tendances.

Chapitre 3: Reconnaître vos modèles de confiance

Quand quelqu'un nous trahit, notre première réaction est d'éviter de traverser ce qui nous a tellement blessés à nouveau. En arrière-plan, nos esprits trouvent des moyens de nous protéger. L'auto-conservation a du sens, mais la plupart du temps, ces actions échouent. Ils nous empêchent de créer les vraies relations que nous voulons et nous gardent dans un cycle de peur et de solitude.

Réaliser ces tendances est la première chose à faire pour s'en débarrasser. Regardons quelques façons courantes que les gens se protègent après avoir été trahis et comment ils nuisent à notre quête de l'amour à long terme.

Construire des murs émotionnels est la première façon de se protéger.

Se retirer mentalement est probablement la chose la plus courante que les gens font quand ils sont blessés. Nous nous disons que l'amour ne vaut pas le risque, ce qui nous empêche de nouer un lien profond. Cela pourrait apparaître de plusieurs façons:

• Combien il est difficile d'ouvrir: Même dans de nouvelles relations, nous devenons gardés et nous cachons les parties les plus faibles de nous-mêmes. Il semble trop risqué de parler de buts, de peurs et de rêves.

• Ne pas vouloir se rapprocher : Nous gardons les choses à la surface. Cela pourrait apparaître comme une préférence pour les coups d'une nuit par rapport aux relations à long terme ou comme rester occupé pour donner l'impression d'être plein tout en cachant la peur de être proche de quelqu'un.

• amortissement de nos sentiments : non seulement nous bloquons les mauvaises émotions, mais aussi les bonnes. Nous retenons notre enthousiasme, notre joie et l'émotion d'un nouvel amour parce que nous ne voulons pas les perdre.

Les murs émotionnels sont mauvais parce qu'ils ne choisissent pas qui ils affectent. Nous bloquons les vraies relations quand nous essayons de garder les gens qui pourraient nous blesser. Être ouvert et vulnérable est un must si vous voulez construire la confiance qui est nécessaire pour une amitié vraiment satisfaisante.

Mécanisme de défense : Le Toujours Suspect

Il est normal d'être très prudent après la rupture de la confiance. Nous sommes toujours à la recherche de la prochaine trahison pour nous protéger. Cela peut apparaître de manière fatigante:

• Voir les drapeaux rouges partout : les commentaires ou les actions qui ne sont pas nuisibles sont examinés de près et pris avec un grain de sel. Nous faisons des jugements rapides ou supposons le pire, et les menaces qui ne sont pas réelles ou qui sont exagérées nous fatiguent.

• La méthode d'interrogatoire: Les personnes qui sont de nouveaux partenaires ont l'impression d'être constamment interrogées sur leur passé, leur lieu de résidence et leurs relations avec d'autres personnes. Le besoin constant de validation n'est pas vraiment de l'amour, mais de la peur profonde d'être pris de nouveau hors garde.

- Voyant à quel point ils sont loyaux: Nous ne pouvons pas leur parler directement, mais plutôt faire des tests, comme attendre de répondre pour voir comment ils réagissent ou retirer l'amour pour voir s'ils se battent plus. Ces jeux rendent les gens en colère et tendus, ce qui nuit à la confiance que nous voulons garder.

Être en mode détective tout le temps est non seulement fatigant pour nous, mais il fait aussi les partenaires veulent rester à l'écart. Cela signifie que nous ne les voyons pas vraiment, juste la chance de les blesser à nouveau. Personne ne veut être constamment en garde, et les partenaires ne resteront pas longtemps avec quelqu'un s'ils ont toujours l'impression que des accusations se précipitent sur eux.

Le troisième mécanisme de défense est le piège perfectionniste.

Si nous pensons que notre raisonnement nous a déçus dans le passé, nous pouvons aller à l'autre extrême pour nous sentir en sécurité. Nous établissons des normes pour les partenaires potentiels qui sont trop élevées et trop rigides pour être atteintes. L'idée est qu'ils ne peuvent pas nous blesser s'ils sont parfaits. Ceci apparaît dans :

Rester coincé à la surface: On s'accroche à l'apparence, au standing ou au succès matériel de quelqu'un, en nous disant que s'ils sont spéciaux dans ces domaines, ils doivent aussi avoir un bon caractère.

Il est important de se rappeler que même les gens qui semblent « parfaits » peuvent briser notre confiance.

- La mentalité des défauts de sélection: Chaque petit défaut que quelqu'un est censé avoir devient une raison de les licencier. Nous n'accepterons pas que tout le monde ait des défauts parce que nous ne voulons pas continuer à traverser des routines douloureuses.

• Holding Out for the Fantasy: Nous faisons une image détaillée de l'âme sœur parfaite que nous voulons et puis renoncer à des gens réels qui ne correspondent pas à la fantaisie. Se sentir seul et penser qu'il est difficile de trouver l'amour est le résultat de cela.

C'est drôle que la recherche de la perfection ne nous protège pas d'être menti, mais de l'amour lui-même. Il s'assure que personne ne sera jamais assez bon. Nous pouvons être fiers du fait que nous ne datons pas de mauvaises personnes, mais cela signifie que nous manquons de bonnes personnes qui peuvent vraiment se connecter avec nous.

L'auto-sabotage comme moyen de rester en sécurité

Quand nous avons peur d'être trahis, nous pouvons faire des choses qui nous blessent pour arrêter une relation avant qu'elle ne s'aggrave. Cela peut sembler contre-intuitif, mais si nous pensons que la douleur va se produire de toute façon, il est plus sûr de la causer nous-mêmes que d'attendre que quelqu'un d'autre le fasse.

Beaucoup de choses peuvent être utilisées pour vous nuire:

• Commencer à se battre : se disputer sur les petites choses, choisir des combats, et rendre votre partenaire en colère sont tous des moyens de vous éloigner émotionnellement d'eux. S'ils s'éloignent ou partent, cela renforce notre conviction que les relations ne fonctionnent pas (and, strangely, it frees us from some blame).

• L'acte de retrait : se refroidir après que les choses se passent bien, chercher des raisons de mettre fin à une relation qui semble saine, ou même « fantasmer »... Ce sont des façons pour nous d'éviter le stress d'attendre le moment où nous savons qu'ils vont nous blesser ou nous échouer.

Rester dans le passé : Si nous ne pouvons pas libérer la colère et la blessure des trahisons passées, nous ne pourrons pas nous connecter mentalement avec quelqu'un de nouveau. Il est plus sûr de s'accrocher à la douleur du passé que de faire face à l'inconnu, même si cela nous laisse seuls.

Quand nous nous blessons nous-mêmes, nous devenons notre pire ennemi, ce qui est une tragédie. Notre fort besoin d'amour est en contradiction avec notre peur profonde, qui nous pousse à échouer encore et encore et renforce nos pires croyances sur nous-mêmes et nos relations d'une manière cruelle.

Voir vos modèles est un grand pas en avant

Être conscient d'une habitude est la première chose à faire pour la changer. Soyez gentil avec vous-même lorsque vous commencez à voir ces systèmes de défense en vous. Ces réactions à la douleur que vous avez subie ne sont pas des défauts de votre caractère; elles sont normales.

N'oublie pas :

• Vous n'êtes pas seul : Après avoir été trahi, ces tendances se produisent tout le temps. Savoir cela ne les rend pas moins importants, mais cela nous empêche de nous blâmer encore plus.

• Être conscient nous donne du pouvoir; une fois que nous savons ce que nous faisons, nous pouvons choisir de ne pas le faire. Identifier les vieux modèles est la première étape importante vers la création de nouvelles stratégies plus protectrices qui laissent de la place à l'amour. Le changement ne se fera pas rapidement parce que les vieux modèles ont beaucoup de pouvoir.

• L'aide est nécessaire pour la guérison : Ce voyage peut être trop difficile à gérer. Parler à un thérapeute formé, rejoindre un groupe de soutien, ou même simplement parler à un ami de confiance de nos problèmes peut nous aider à voir les choses d'une nouvelle façon et nous donner la motivation de continuer.

Dans le prochain chapitre, nous allons commencer à déplacer ces murs d'auto-protection en parlant d'une partie importante mais peu connue de la guérison: laisser tomber notre douleur en la traitant.

Partie 2 : Le voyage de guérison

Chapitre 4 : Traiter la douleur

Les gens nous disent tout le temps d'être forts quand on est blessé, de faire un faux sourire, et d'oublier être trahi. Ce conseil utile ne fonctionne pas. La douleur qui n'est pas traitée ne disparaît pas, elle s'aggrave. Elle change la façon dont nous voyons les choses, déclenche nos défenses, et s'enfonce dans nos relations futures si nous la remplissons et l'ignorons. Lorsque nous reconnaissons notre douleur et faisons un effort conscient pour passer à travers elle, nous commençons à guérir.

Comment faire face à la douleur de la trahison

Quand quelqu'un vous trahit, vous perdez quelque chose. Nous avons perdu la foi que nous avions en quelqu'un, la sécurité que nous sentions, et peut-être même la vérité que nous pensions avoir vue. Perdre quelqu'un ou quelque chose nous rend triste. Les blessures émotionnelles ont besoin de temps et de bonnes conditions pour guérir, tout comme les coupures sur le corps.

La tristesse d'une trahison peut être comme la tristesse de la mort dans certains sens. Nous pouvons aller de l'avant en arrière entre nier la vérité, devenir en colère, faire des affaires, se sentir très triste, et enfin l'accepter. Cela peut être plus compliqué que cela, cependant. La personne qui nous a blessés pourrait encore être dans nos vies, nous faisant penser à la douleur tout le temps. Nous pouvons nous sentir honteux et triste en même temps, et il y a souvent une forte colère qui va avec notre tristesse.

Voici pourquoi il est important de reconnaître le chagrin :
• Confirme ce que vous avez vécu: Il vaut mieux respecter votre douleur en l'appelant tristesse plutôt que de vous dire de "s'en sortir". Cette confirmation est importante pour vous empêcher de vous juger et de vous sentir encore plus seul.

• Fait savoir que vous avez besoin d'aide: le deuil a besoin d'un traitement actif, pas seulement d'attendre. Savoir cela nous aide à obtenir de l'aide et à nous concentrer sur notre guérison mentale en lui donnant du temps et de l'effort.

Le chagrin n'a pas à durer éternellement; il peut vous aider à vous libérer. Nous y parvenons finalement en nous laissant traverser. La lutte contre le processus ne fait que la douleur dure plus longtemps et vous empêche de vraiment guérir.

Comment faire face à votre douleur dans la vie réelle

Il n'y a pas qu'une seule bonne façon d'être triste. Voici quelques bons outils et habitudes que vous pouvez essayer:

• Laissez vos sentiments sortir: N'essayez pas de vous ennuyer. Faites un endroit sûr et un moment pour pleurer si c'est ce que vous avez à faire, pour vous fâcher si vous avez besoin de faire, ou juste pour laisser la tristesse vous laver. Même si ces sentiments font mal, ils peuvent nous enseigner des choses importantes si nous les laissons.

• Être créatif et s'exprimer : Écrire dans un journal, même s'il est encombré et gêné, peut vous aider à vous sentir mieux. Se déplacer, que vous fassiez de la danse, de l'exercice, ou simplement de secouer le stress dans votre corps, peut aider votre corps à faire face aux sentiments qui sont coincés. Tout type d'art peut vous aider à gérer votre tristesse en vous donnant un moyen de vous exprimer.

• Avoir une conversation: Partager votre histoire peut être très libérant, que vous soyez avec un médecin, un ami de confiance, ou un groupe de soutien de personnes qui ont été à travers le même type de blessure. Une partie de nous qui s'inquiète que nous soyons seuls dans notre douleur se sent mieux quand nous savons que quelqu'un nous voit et nous comprend.

• Rituels de libération : Le pouvoir réside dans les actes qui sont symboliques. Écrire une lettre que vous ne voulez pas envoyer, éteindre toute votre colère et votre blessure, puis la mettre au feu peut vous aider à vous sentir mieux. Pour certains, faire une petite cérémonie pour eux-mêmes pour honorer la perte qu'ils ont subie et leur décision de continuer est significative.

Les choses importantes à se rappeler lorsque vous êtes dans le deuil

• Le chagrin ne va pas dans une ligne droite: Il y aura des jours mauvais et des jours bons. Vous aurez des moments où vous vous sentez mieux et des moments quand vous vous sentirez triste tout à coup. Ça va. Le chemin vers la guérison n'est pas une ligne droite, mais un cercle. Ne vous précipitez pas.

• Obtenir de l'aide: N'essayez pas de gérer cela seul. Obtenir de l'aide d'un professionnel peut être très utile à ce stade. Tu ne devrais pas laisser la honte ou l'orgueil t'empêcher de sortir. Lorsque vos propres pensées sont trop confuses pour avoir un sens, un thérapeute compétent peut vous aider à voir les choses d'un point de vue différent.

• Prendre soin de soi d'abord: Il est facile de renoncer à de bonnes habitudes quand nous sommes dans la douleur. Mettez le sommeil, la nourriture saine et le mouvement doux en tête de votre liste. Se sentir à nouveau fort ne vous enlèvera pas la douleur, mais cela vous aidera à la gérer pendant que vous passez par le processus.

Quand il devient difficile de faire face au chagrin

Il y a des moments où la douleur de la trahison est trop difficile à gérer, ou le processus de deuil semble s'arrêter, ce qui pourrait conduire à une tristesse ou une colère à long terme. Dans certains cas, il est important d'obtenir une aide professionnelle:

• Trauma de trahison : Si vous avez une anxiété extrême, des flashbacks, ou des cauchemars qui continuent à revenir, cela pourrait être un signe de PTSD. Vous pouvez travailler à travers ces réponses au traumatisme avec l'aide d'une thérapie spécialisée.

• Dépression profonde, de longue durée : Si votre chagrin prend sur votre vie quotidienne des années après l'événement et que vous ne pouvez pas trouver le bonheur ou la conduite, vous devez obtenir de l'aide immédiatement pour éviter des problèmes de santé mentale plus graves.

• Abus de drogues ou d'alcool: Si vous buvez trop, utilisez des drogues, ou mangez trop pour atténuer la douleur, ces habitudes ne causeront que plus de problèmes. Vous pouvez rompre ces cycles avec l'aide d'un thérapeute qui est formé pour traiter à la fois la dépendance et la douleur mentale.

Se déplacer fait partie de la vraie santé. Il s'agit de nous donner la permission de ressentir tous nos sentiments laids, de comprendre pourquoi cela fait tant de mal, et de choisir une voie à suivre qui est guidée par l'espoir, pas seulement par un désir désespéré de s'éloigner du passé.

Au-delà de la douleur: Comment éviter d'être amère

Si vous ne traitez pas pleinement la douleur de la trahison, vous pourriez devenir en colère. Être en colère et amère rend nos cœurs durs, nous transforme en cyniques, et nous retient dans une mentalité de victime. Bien que nous sachions que nous devons avancer, être en colère nous retient comme une grande pierre lourde.

La différence entre la bonne transformation et l'évanouissement dans la victime est la suivante :

• Traitement de la douleur : cela signifie reconnaître la blessure dans toute sa complexité, la laisser sortir, essayer de la comprendre, et enfin trouver des moyens de la laisser partir. Il se concentre sur la mise en commun de l'expérience afin que vous puissiez avancer plus intelligemment mais pas brisé.

• Faire de l'amertume : cela signifie s'accrocher à la blessure, nourrir la colère, reproduire les événements douloureux encore et encore, et utiliser le passé comme excuse pour ne pas bien faire dans le présent. Les gens resteront éloignés à cause de cela, ce qui favorise une mauvaise vision du monde.

Nous devons donner notre but à la douleur pour qu'elle ne se transforme pas en amertume. Nous ne devons pas agir comme si la trahison était une bonne chose ou que nous devrions être reconnaissants pour la personne qui l'a fait. Au lieu de cela, il s'agit de reprendre notre pouvoir pour transformer une mauvaise situation en quelque chose qui nous aide à grandir.

Trouver le sens et faire les choses

À la suite de la tromperie, voici quelques façons de commencer à chercher le sens:

• Les leçons apprises : Même les pires choses peuvent vous apprendre quelque chose. Pensez à ce que l'expérience vous a appris sur vous-même, sur les relations en général, et sur les choses que vous ne laisserez jamais derrière vous.

• Une meilleure compréhension de soi: La trahison nous fait souvent faire face à des faits douloureux sur nous-mêmes, comme la façon dont nous ignorons souvent les signes d'avertissement, abaissons nos normes ou mettons notre valeur entre les mains d'une autre personne. Être conscient de soi nous donne le pouvoir, le genre qui nous aide à prendre de meilleures décisions à l'avenir.

• Devenir plus fort à travers les difficultés: Même si cela ressemble à un cliché, traverser des moments difficiles nous rend plus forts et plus adaptable. Vous trouvez le courage que vous ne saviez pas que vous aviez en traversant la douleur et en décidant de guérir de cette façon.

• Être utile : être capable de parler de vos sentiments et expériences dans un groupe de soutien, un livre comme celui-ci, ou même juste avec des amis peut vous aider à guérir. Sachant que votre douleur peut aider les

autres à comprendre et à trouver de l'espoir donne même à la pire des douleurs un sens du but.
Est-il nécessaire de pardonner?

Pour beaucoup de gens qui ont été trahis, la question du pardon demeure. Il est important de savoir ce que ne pas pardonner signifie:

Si quelqu'un vous a fait du mal, vous pouvez les pardonner, mais cela ne signifie pas que vous devriez jouer à la baisse ou agir comme si le mal n'était pas arrivé.
Pardonner quelqu'un ne signifie pas faire la paix avec eux. Vous pouvez pardonner à quelqu'un et ne jamais vouloir les revoir. C'est à toi de pardonner, pas à eux.

Pardonner à quelqu'un ne signifie pas que vous leur faites confiance à nouveau. Pardonner à quelqu'un tout en établissant des limites saines est une chose saine à faire.
Vous ne pouvez vraiment pardonner à quelqu'un que lorsque vous laissez tomber votre colère et votre haine. Il s'agit de ne pas laisser votre douleur ruiner votre présent et votre avenir. Vous pourriez ou ne devriez pas pardonner pour guérir. Les étrangers ne devraient jamais vous forcer ou vous pressionner pour faire ce choix difficile et très personnel.

La guérison de la tromperie est un processus de libération et de changement. Non seulement faire face à la douleur aide nos cœurs, mais elle empêche également notre passé de contrôler notre avenir. Dans le prochain chapitre, nous allons parler de l'une des parties les plus difficiles de ce voyage : faire face à notre critique intérieure, qui aggrave nos peurs et rend la guérison si lointaine.

Chapitre 5 : Affronter le Critique Intérieur

Quand quelqu'un nous trahit, notre critique intérieure devient souvent vraiment en colère. Cette voix médiocre dans nos têtes aggrave notre douleur et la considère comme la preuve de nos peurs les plus sombres. Il nous fait nous sentir stupides, impitoyables, ou condamnés à être seuls. Ces pensées négatives qui ne disparaîtront pas peuvent devenir encore plus bruyantes et plus insistantes lorsque nous commençons à penser à laisser l'amour entrer à nouveau.

Pour reconstruire notre sens de la dignité et apaiser la peur qui crie le plus fort quand nous sommes les plus faibles, nous devons apprendre à repérer et à remettre en question les mensonges que notre critique intérieure nous dit.

Comment trouver votre critique intérieure

Notre critique intérieure n'est pas une personne différente, mauvaise en nous; c'est un ensemble de modèles de pensée profondément enracinés que nous avons pris au fil du temps. La plupart du temps, cela vient de personnes critiques dans notre passé, des messages négatifs que nous avons reçus de notre société, ou des erreurs que nous avions faites dans le passé.

Tout d'abord, faites attention aux mauvaises pensées spécifiques qui courent dans votre esprit :

• "Je ne suis pas assez bon." Cette croyance profondément ancrée, qui est souvent liée à une faible estime de soi, rend la trahison encore plus douloureuse. Cela signifie que le problème n'était pas avec ce qu'ils ont fait, mais avec quelque chose de fondamentalement mal avec nous.

• "Je ne peux faire confiance à personne." C'est une réponse normale à la douleur, mais quand elle va trop loin, elle nous fait nous sentir seuls et soupçonnés de tout le monde, ce qui nous empêche d'avoir de bonnes relations.

• "Je serai toujours blessé à la fin." Cela fait que les gens se sentent encore plus perdus. Si la finition est toujours la même, pourquoi s'inquiéter d'être ouvert? Cette idée nous maintient dans un cycle de réalisation de nos peurs les plus graves.

Garder le passé et le présent séparés

Notre juge intérieur aime rendre difficile de dire la différence entre la façon dont nous nous sentons maintenant et comment nous nous sentions dans le passé. Si nous étions ignorés ou critiqués sévèrement en tant qu'enfants, ou si quelqu'un a brisé notre confiance, ces vieilles cassettes se reproduisent chaque fois que nous nous sentons faibles.

Rappelez-vous ces choses pour lutter contre cela:

• Ce n'est pas alors : La situation est différente, même si la douleur mentale peut ressentir la même chose. Maintenant que vous êtes un adulte, vous n'êtes pas inutile comme vous auriez pu l'être dans le passé. Vous savez plus maintenant que vous ne le saviez à l'époque, et vous avez plus d'options.

• Les différentes personnes ne sont pas les mêmes: La personne qui vous a blessé auparavant n'est pas la même que cette nouvelle personne (or the person you hope to meet one day). Si vous traitez tout le monde de la même manière, vous pourriez manquer des gens que vous pouvez faire confiance.

Essayer de comprendre ce que veut le critique

Souvent, votre évaluateur intérieur dit qu'il est là pour vous garder en sécurité. Il vous dit qu'être négatif est normal et que baisser vos espoirs vous empêchera d'être déçu à l'avenir. En fait, le critique est excellent pour vous faire peur et vous blesser.

Demandez-vous : « Est-ce que cela me maintient en sécurité ou coincé? » Bien qu'être prudent soit une bonne chose, être paralysé par la peur peut être tout aussi mauvais. Si la voix du critique vous fait fermer complètement, ce n'est pas une question de sécurité; c'est un problème de préjudice. • Qu'est-ce que cela coûte de croire? Pensez à ce que votre vie serait dans 5 ans si vous laissiez votre réviseur intérieur décider de tout ce que vous avez fait. Êtes-vous satisfait du monde que vous voulez voir? Cela pourrait nous faire vouloir prendre la voie la plus courageuse.

Construire une contre-voix empathique

Nous ne pouvons pas simplement fermer notre critique intérieure; les pensées négatives sont profondément ancrées. La réponse est de construire une contre-voix plus forte et aimable basée sur la pensée logique et la compassion de soi. Comment le faire:

1. Observez-le et nommez-le : Lorsque vous entendez votre réviseur

intérieur, nommez-le. "Voici de nouveau la bande-annonce "Je ne suis pas aimable", ouch! "Ah, c'est mon vieil ami, le catastropheur." Cela rend l'examinateur moins puissant en les éloignant davantage.

2. Défi avec la preuve: Ne laissez pas de mauvaises pensées prendre votre esprit. Dis, "Quel est la preuve de cette croyance VRAIMENT vrai?" Pensez aux moments où quelqu'un vous aimait, aux choses que vous avez bien faites, et aux gens qui vous apprécient.

3. Prenez un nouveau regard avec bonté : Parlez à vous-même comme si vous étiez un ami qui est en colère. "C'était douloureux, et il est compréhensible que vous ayez peur, mais cela ne signifie pas que vous ne pouvez plus jamais vous fier."

Pratiquer, ne pas être parfait

Il faut un travail constant pour changer des façons profondément enracinées de penser. Si vous commencez à vous sentir mal à nouveau, ne laissez pas votre juge intérieur voir cela comme la preuve que vous ne changerez jamais! Permettez-vous de comprendre, et faites-vous simplement une nouvelle promesse de continuer à remettre en question ces pensées.

Les changements de n'importe quelle taille donnent de la puissance. Nous retrouvons notre pouvoir quand nous cessons de croire à notre voix intérieure la plus dure tout le temps. Nous obtenons la force de séparer nos craintes raisonnables sur le passé des choses passionnantes qui pourraient se produire dans le présent. Dans le prochain chapitre, nous allons parler de la façon d'utiliser ce travail sur nous-mêmes pour construire des interactions plus saines et plus fortes avec nous.

Faire des amis avec soi-même d'une manière saine

Il est tout aussi important de guérir votre point de vue de l'amour sexuel après avoir été trahi qu'il est d'améliorer votre relation avec vous-même. Tout et tout ce que nous faisons est déformé lorsque notre monde intérieur est rempli de critiques sévères et de doutes sur nous-mêmes. En construisant de la compassion et de la confiance en nous-mêmes, nous devenons moins vulnérables à l'attrait de relations nuisibles et au besoin d'approbation des autres.
Où mettre votre attention:

• Construire le respect de soi : Vous devez avoir du respect de vous-même. Il s'agit de faire connaître nos sentiments, de fixer des limites saines pour rester en sécurité, et de ne pas accepter les comportements qui nuisent à notre santé. Pensez aux moments où vous avez brisé vos idéaux ou n'avez pas défendu vous-même, puis imaginez comment vous auriez agi différemment.

• Obtenir votre propre tasse pleine: Beaucoup de temps, nous cherchons l'amour pour nous faire sentir entiers. Cela met beaucoup de stress sur nos partenaires et nous fait vouloir être dans le besoin et en colère encore et encore. Prenez soin de vous-même en premier: faites des choses qui vous rendent heureux, faites des amis qui vous feront plus fort, et consacrez du temps à des loisirs qui vous font vous sentir bien. Vous êtes moins susceptible de rester dans une mauvaise relation ou de penser que l'énergie est amour quand vous êtes heureux seul.

• Être d'accord avec vos défauts : Cette voix à l'intérieur de nos têtes aime nous faire sentir que nous ne sommes pas « assez ». Formez-vous à vous accepter complètement, les défauts et tout. Rappelez-vous que même si tout le monde a des défauts, ils méritent toujours l'amour, y compris vous.

• Prêter attention à votre intestin: Chaque fois que quelqu'un nous trahit, nous nous demandons souvent qui nous sommes. Il est important de reconstruire votre confiance dans vos sentiments intestinaux. Faites attention à ces petits sentiments mal à l'aise, à ces moments où vous pensez, "Il y a quelque chose qui ne va pas." Il est important de faire confiance à vos sentiments intestinaux, même si vous ne les comprenez pas encore pleinement.

Que signifie pardonner à soi-même

C'est normal d'être en colère contre soi-même après avoir été menti. Vous pourriez avoir raté les signes d'avertissement, avoir été trop facile avec les gens dans le passé, ou ne pas mettre suffisamment de valeur sur votre propre valeur. Il est important d'accepter les mauvaises habitudes, mais se battre ne change rien; il rend votre critique intérieure plus forte.

Le pardon de soi se compose de plusieurs parties :

• Compréhension au lieu de déprécier : Ne laissez pas la culpabilité tout ou rien vous empêcher de reconnaître la douleur que vos choix passés ont causé. Nous pouvons grandir à partir de chaque erreur si nous en tirons vraiment les leçons.

• Soyez gentil avec vous-même au lieu d'être dur avec vous. Parlez-vous comme si vous étiez un ami qui a du mal. Sur la base de l'information que vous aviez à l'époque et comment vous vous sentez, vous avez probablement pris des décisions qui semblaient être le meilleur choix à ce moment-là.

• Faire des changements quand c'est possible : Y a-t-il un moyen de dire pardon à VOUS-MÊMES? Pour guérir, écrire une lettre à votre vieux moi sur la façon dont vous aimeriez avoir agi différemment peut être un rituel.

Le processus en cours

Se connaître et s'aimer à nouveau prend du temps, surtout si vous avez été votre pire juge depuis des années. Cette partie du processus de guérison prendra beaucoup de temps.

Ressources utiles : • Thérapie axée sur l'estime de soi : un thérapeute compétent peut vous aider à déterminer d'où viennent vos opinions négatives et vous donner les outils pour les combattre.

• Pratiques de pleine conscience : Apprendre à observer vos pensées sans les juger fait place à votre critique intérieure.

• Ressources pour la compassion de soi : Les livres et les ouvrages d'auteurs comme Kristin Neff peuvent vous aider à apprendre et à vous donner des tâches.

Mettre du travail dans la reconstruction de votre relation avec vous-même est un investissement qui va bien au-delà de l'amour. Cela change la façon dont vous agissez dans chaque partie de votre vie et vous donne le pouvoir de vous défendre, de quitter les mauvaises situations et de demander le respect que vous méritez. Même si ce livre est principalement sur la trahison amoureuse, le travail intérieur que vous faites peut vous aider dans de nombreux domaines de votre vie.

Chapitre 6: Construire une fondation de l'amour de soi

L'amour de soi peut sembler une pensée trop utilisée ou même vague. Pourtant, c'est souvent ce que nous manquons qui nous empêche d'avoir un amour sain et réel avec quelqu'un d'autre. Lorsque nous ne nous aimons pas et ne nous acceptons pas totalement, nous pouvons tomber dans de mauvaises habitudes, supporter moins que ce que nous méritons et jeter nos insécurités sur nos partenaires. L'amour de soi n'est pas une chose agréable à avoir; c'est un must pour toutes sortes d'amour permanent.

Au-delà des affirmations et des bains de bulles

Il est important de savoir que l'amour de soi est plus que de se donner des traits ou de dire de bonnes choses encore et encore. Exercice actif et multidimensionnel qui change la façon dont vous voyez le monde et interagissez avec les autres.

Voici les parties les plus importantes de l'amour de soi réel:

• Connaissance de soi: Être honnête au sujet de vos compétences et de vos faiblesses vous aide à fixer des objectifs raisonnables. Si nous connaissons notre propre valeur et sommes conscients de l'endroit où nous avons encore besoin de croître, nous sommes moins susceptibles de chercher l'approbation des autres ou de mettre des partenaires à la hauteur.

• Acceptation de soi : Vous vous sentez plus en sécurité à l'intérieur quand vous acceptez TOUT de vous-même, le bien et le mal. Accepter votre désordre et vos imperfections en tant que personne vous rend moins susceptible de tomber pour quelqu'un qui offre un amour conditionnel. Cela ne signifie pas que vous devez supporter des erreurs ou de mauvaises habitudes.

• Compassion de soi : être gentil avec soi-même de la manière dont vous traiteriez un ami proche vous rend plus fort. La compassion de soi nous empêche de nous juger sévèrement lorsque nous échouons, de sorte que nous puissions apprendre de nos erreurs, nous remettre sur nos pieds et continuer à grandir.

Valeur de soi: Si vous croyez vraiment que vous méritez l'amour, le respect et le bonheur, vous serez moins d'acceptation des relations qui ne sont pas saines. Si quelque chose ne correspond pas à vos valeurs, vous pouvez vous en éloigner au lieu de céder par peur d'être seul.

Mettre des limites en place : Déterminer et adhérer à vos limites est une partie importante de vous aimer. Cela signifie pouvoir dire « non » sans se sentir mal, défendre vos besoins, et garder votre temps, votre énergie et votre santé émotionnelle en sécurité à chaque contact.

Comment ne pas vous aimer peut endommager vos relations

Savoir comment un manque d'amour de soi conduit à de mauvaises relations peut être une forte impulsion pour faire ce travail intérieur:

• Rechercher la validation : Si notre sens de la valeur dépend de l'approbation de quelqu'un d'autre, nous devenons nécessiteux et attachés, et nous avons toujours peur d'être laissés seuls. Cette dynamique oppressive fait que les partenaires veulent partir et rend les gens en colère et jaloux.

Lorsque nous n'avons pas rempli notre propre vide intérieur, des relations intenses, des hauts et des bas dramatiques, et des sentiments obsessionnels "ne peut pas vivre sans eux" peuvent nous donner l'impression d'un lien profond que nous confondons avec l'amour.

• Faire face à l'intolérable : lorsque nous ne nous valorisons pas, nous laissons les autres nous traiter mal, nous mentir ou ignorer nos sentiments. Nous nous permettons d'agir mal, de faire des excuses pour un partenaire, et d'ignorer nos propres cloches d'alarme intérieure parce que nous pensons que c'est le meilleur que nous méritons.

• Jouer le critique intérieur: Si nous croyons profondément que nous ne méritons pas quelque chose, nous pourrions regarder les actions d'un partenaire pour voir s'ils essaient de nous dire qu'ils vont nous quitter. Parce que nous ne sommes pas sûrs de nous-mêmes, nous avons tendance à penser le pire, ce qui fait mal aux bonnes relations.

Comment aimer soi-même dans la vie réelle

L'amour de soi est quelque chose que l'on fait, pas quelque chose qu'on obtient. Comment commencer:

• Choisissez la conscience au-dessus du pilote automatique : pendant la journée, faites attention à vos sentiments, vos idées et vos sensations corporelles. Le changement peut se produire lorsque vous faites attention à la façon dont vous parlez à vous-même et à la manière dont vous renoncez tranquillement à vos désirs.

• Le travail intérieur est important : vous voudrez peut-être rechercher une thérapie axée sur les problèmes d'estime de soi ou d'attachement. Même si votre écriture ou votre orthographe n'est pas parfaite, l'écriture dans un journal fait apparaître vos pensées négatives afin que vous puissiez les regarder.

• Prendre le contrôle de votre pouvoir : Au lieu de penser seulement à ce que les autres veulent, prenez des décisions qui sont en accord avec ce qui vous rend heureux ou répond à un besoin. Cela vous fait sentir que vous avez le contrôle de votre vie et vous faites confiance à votre propre jugement.

• Entourez-vous d'amour: Passez du temps avec des amis qui veulent vous voir grandir et qui vous donneront des commentaires honnêtes d'une manière gentille. Retirez-vous lentement des personnes qui vous drainent l'énergie, même si cela signifie que votre groupe social devient plus petit pendant un certain temps.

Comment s'aimer soi-même : un nouveau point de vue

Au fur et à mesure que votre amour de vous-même grandit, cela change la façon dont vous rencontrez et construisez des relations:

• Vous êtes ouvert à l'inconnu : Au lieu d'être désespéré, vous approchez de nouveaux liens avec intérêt et une volonté d'ouvrir. Être vulnérable et respecter des normes saines sont à la fois possibles lorsque vous connaissez votre valeur.

• Les drapeaux rouges commencent à apparaître : vous faites attention à votre intestin et n'ignorez pas les petits signes que quelque chose ne va pas. Vous pouvez éviter d'engager les mauvaises personnes si vous avez confiance en vous pour partir tôt.

• Communication fondée sur le respect : Lorsque vous connaissez votre valeur, vous pouvez clairement déclarer vos besoins et demander ce que vous voulez sans vous soucier d'être rejeté. Vous respectez également les besoins de votre partenaire, ce qui rend la relation plus saine et plus équilibrée.

• La capacité de revenir en arrière des échecs : être rejeté ou arrêter une relation fait mal, mais cela ne vous brise pas. Vous avez la force intérieure pour faire face à la douleur sans la laisser vous faire douter que l'amour existera pour vous à nouveau.

Quand vous vous aimez vraiment, vos relations changent. Cela vous fait vous sentir entier, ce qui rend moins susceptible de confondre un « Sauveur » avec un véritable amour. C'est ce dont nous avons besoin pour combattre le désespoir qui nous entraîne dans des comportements malsains mais familiers. Au fur et à mesure que vous construisez cette base, il sera plus facile de trouver le véritable amour avec une personne qui le mérite.

Partie 3: Reconstruire la confiance en soi

Chapitre 7 : Établir des limites saines

Pour les personnes qui ont perdu confiance, l'idée de "frontières" signifie quelque chose de très différent. Après avoir été trahis, nous voudrions peut-être ces murs forts et impénétrables qui promettent de garder tout le monde à l'extérieur et de nous empêcher de nous sentir autant exposés à nouveau. Pourtant, nous savons profondément qu'être complètement seul n'est pas la réponse.

Certaines personnes pourraient réagir différemment, en voyant cela comme une perte de toutes les limites que nous avions auparavant et une acceptation fatiguée que nous n'avons pas le droit d'attendre que les gens nous traitent autrement. Aller dans l'une ou l'autre direction n'est pas la bonne voie. Les limites saines sont le milieu nuancé. Ils nous aident à rester en sécurité sans limiter notre capacité à communiquer avec des gens sûrs et dignes.

Imaginez les limites comme une membrane qui permet certaines choses à travers mais pas tout le chemin à travers. Ils laissent entrer les bonnes choses, comme l'amour, le soutien et la proximité saine, et évitent les comportements irrespectueux, les relations malsaines et tout ce qui gaspille notre temps et notre énergie. Bien qu'il soit facile de comprendre quelles sont les bonnes limites, il peut être difficile de les fixer et de s'en tenir après avoir été trahi. De savoir ce qui semble bon en théorie à mettre ces idées en pratique tous les jours, c'est un grand changement.

La plupart du temps, la partie la plus difficile est de croire que nos frontières doivent être respectées, surtout si elles ont été brisées plusieurs fois auparavant. Nous avons peut-être des habitudes profondément enracinées de rendre les autres heureux, ou nous pouvons être coincés dans des boucles de pardon et de donner "une chance de plus" à des gens qui traversent des lignes que nous n'avons pas été en mesure de définir clairement pour nous-mêmes. Vous pouvez briser ce schéma un petit pas courageux à la fois dans ce chapitre.

Tout d'abord, déterminons où nos lignes ont été floues. Pensez à plus que des liens romantiques du passé. Où vous sentez-vous en colère, fatigué, ou comme si vous aviez été trompé? Était-ce l'ami qui était comme un thérapeute d'appel et avait toujours besoin de votre soutien mental mais ne l'a jamais donné? La personne au travail qui est toujours en retard et vous donne du travail à la dernière minute parce qu'ils ne peuvent pas bien gérer leur temps? Une autre possibilité est que vous avez eu une tendance à de mauvaises relations qui vous a fait douter de votre propre valeur et de votre jugement tout en excusant leur mauvais comportement.

Ensuite, découvrez quand vous avez dit "oui" quand vous vouliez vraiment dire "non". Nous développons l'habitude de mettre les besoins des autres avant les nôtres en faisant de petits sacrifices comme aller à des événements que vous ne vouliez pas vraiment, emprunter de l'argent quand vous savez que vous n'en aurez pas de retour, et toujours croire au mieux dans un partenaire même quand ils ne le méritent pas. C'est une forme de trahison qui nous fait nous sentir moins en sécurité à l'intérieur et nous rend difficile de fixer des limites claires avec d'autres personnes.

Différents types de frontières à cibler

- Limites émotionnelles : Ces limites sont destinées à protéger votre santé émotive. Cela signifie pouvoir dire "non" sans avoir à vous expliquer, ne pas prendre soin des sentiments des autres, et limiter les types d'échanges qui vous font perdre l'empathie et se sentir fatigué. En outre, vous devez décider quand vous êtes prêt à être ouvert. Être émotionnellement honnête est important, mais vous ne devriez pas vous sentir obligé de le faire si vous n'avez pas encore confiance dans l'autre personne.

- Limites physiques : Cela inclut comment et quand vous n'avez pas d'inconvénient d'être touché. Évidemment, les frontières sexuelles tombent dans ce groupe, mais il est important de se rappeler que même de petites violations peuvent faire sentir les gens mal. Vous avez tout le droit de définir vos propres limites et d'en parler à d'autres, que ce soit un partenaire dont le drôle de rire traverse régulièrement la ligne en cruel ou un ami qui est trop Huggy et vous fait cringe.

- Les limites du temps et de l'énergie : être en mesure de se présenter pour nous-mêmes et pour les autres dépend de la façon dont nous gérons notre temps. Cela signifie s'habituer à dire "non" aux plans quand vous avez besoin de temps seul pour recharger, ne pas toujours être disponible quand tout le monde vous veut, et limiter la quantité d'énergie que vous mettez dans des relations qui ne profitent qu'à une seule personne et vous laissent vous sentir épuisé.

- Frontières matérielles : Cela maintient vos ressources en sécurité. Cela peut signifier n'importe quoi, de ne pas prêter de l'argent à des amis qui ont des antécédents de non-remboursement à avoir des conversations ouvertes et honnêtes sur l'argent au début d'une relation. Il peut être difficile de respecter ces règles parce que nous pourrions avoir l'impression que nous sommes jugés égoïstes ou accusés de ne pas nous soucier.

• Frontières de la communication: Il est important d'être clair sur la façon dont vous voulez être parlé. Si vous voulez définir des limites, vous pouvez dire à votre partenaire d'arrêter de vous blâmer pendant une dispute et d'utiliser le langage "je ressens" au lieu de cela, leur demander de respecter vos heures de travail et de ne pas vous envoyer de messages en dehors des heures convenues, ou de préciser que vous aurez besoin d'un peu d'espace avant d'avoir une conversation difficile.

Comment définir des limites saines dans la vie réelle

Il ne suffit pas de savoir que nous avons besoin de limites; nous devons en fait les fixer. Pour commencer ce changement, voici les étapes suivantes :

• La clarté est très importante: Avant de pouvoir définir une limite, vous devez être très clair sur ce qu'elle est. Vous ne devriez pas dire des choses comme, "C'est gênant quand vous ne respectez pas mon temps." Dis: "Je ne suis pas disponible pour les appels après 20 heures parce que j'ai besoin de ce temps pour me détendre." Cela rend les choses plus claires, de sorte que vous pouvez parler de quelque chose de réel, et il y a moins de place pour le débat.

• Facile à comprendre et à suivre : donner de longues raisons florissantes ou trop d'excuses pour vos limites les rend moins puissantes. Apprenez à les dire clairement et avec force. "Cela ne fonctionne pas pour moi" est une réponse complète et juste. Ne donne pas d'explication. Si vous ne pouvez pas ou ne voulez pas faire quelque chose, vous n'avez pas à donner votre pleine raison.

- Préparez-vous à l'opposition : il peut être plus difficile de définir des limites que vous ne l'imaginiez, principalement en raison de la façon dont les autres réagissent. Préparez-vous pour le refoulement, surtout des gens qui obtiennent toujours ce qu'ils veulent et ne se soucient pas de vos limites. Ils pourraient réagir en vous faisant vous sentir coupable, en vous accusant d'être dur ou de ne pas vous soucier, ou même en vous irritant pour vous faire céder à nouveau.

- Dites-le à nouveau si vous avez besoin. Les gens suivent rarement une limite la première fois que vous la définissez. Lorsque vous dites de nouveau votre limite, restez calme mais ferme, et ne vous mettez pas en dispute. Les gens qui essaient de vous faire pression devraient dire des choses comme: "Je comprends que vous êtes en colère, mais ma réponse est toujours non" ou "N'entrons pas dans un débat à ce sujet, j'ai déjà fixé ma limite."

- Commencez par de petites victoires : il peut être effrayant de fixer des limites avec ce membre de la famille extrêmement difficile ou un partenaire qui a brisé votre confiance plusieurs fois. Commencez par pratiquer la fixation de limites dans les scénarios avec moins en jeu. Vous pouvez poliment ignorer un télémarqueur qui veut vous vendre un service, dire non au travail supplémentaire qu'un ami veut vous donner, ou s'éloigner de quelqu'un qui veut ventiler leur colère dans un cadre inapproprié. Ces petites victoires vous donnent la confiance pour faire le travail plus profond sur vos frontières qui signifie le plus avec vos amis et la famille les plus proches.

- Vous pouvez partir : mettre fin à une relation est parfois la façon la plus saine de fixer une limite. Qu'il s'agisse d'une relation romantique, d'amitié ou professionnelle, si quelqu'un ne respecte pas constamment vos limites, vous devez vous éloigner de la situation pour votre propre santé. Cela peut faire mal, mais n'oubliez pas que vous ne choisissez pas d'être seul; vous faites de la place à des gens qui apprécieront vraiment et accepteront toute la personne que vous êtes.

Mettre des limites est un acte radical d'amour de soi.

Le travail des frontières peut faire revenir les vieilles peurs. Peur d'être perçue comme auto-centrée. La peur d'être rejetée si nous ne faisons pas tout ce que nous pouvons pour être aimés. Ces choses montrent que votre critique intérieure a peur que vous perdiez le contrôle si vous arrêtez de laisser les autres marcher sur vous. Cela étant dit, l'inverse est vrai.
Pour vraiment vous aimer, vous devez fixer des limites saines. Il dit à tout le monde, mais surtout à vous-même, que vous appréciez votre temps, votre espace mental et physique, et votre santé émotionnelle. C'est comme ça que tu dis "J'ai de l'importance."

Il est important de se rappeler que la fixation de limites n'est pas une chose unique. Au fur et à mesure que vous changez, ils changent aussi. Au fur et à mesure que votre confiance et votre confiance grandissent, vous vous rendrez compte de l'endroit où vous devez définir des limites plus fortes ou, d'un autre côté, où vous pouvez en relâcher certaines lorsque vous vous sentez plus en sécurité dans certaines situations. Ce flux est bon pour toi.

Après avoir été trahi, il est très utile de sentir que vous avez le contrôle sur qui peut vous toucher et comment. Cela n'efface pas immédiatement ce qui s'est passé, mais cela vous aidera à rester en sécurité à l'avenir. Ce travail de limite ne consiste pas seulement à ne pas répéter les modèles douloureux du passé; il s'agit aussi d'attirer un type très différent de relation - une relation dans laquelle les deux personnes respectent et se soucient de vos besoins, et vous êtes libre d'être votre moi entier, honnête, magnifiquement lié.

Chapitre 8 : Écouter votre intuition

Lorsque nous avons été trahis, les murmures de nos instincts peuvent ressembler à de faibles échos. Il est facile de douter de nous-mêmes, de mettre de côté ces petits sentiments d'inquiétude, ou de penser qu'ils sont le reste du chagrin du passé. Mais faire confiance à cette voix intérieure à nouveau – celle qui nous permet de savoir quand quelque chose ne va pas avant de pouvoir l'expliquer logiquement – est important pour avoir des relations claires à l'avenir et éviter les problèmes qui viennent avec la répétition de vieux modèles.

Peur vs. Intuition: Comment lire les murmures

Il est important de faire la différence entre la véritable perception et la peur qui semble être une bonne idée. La peur est souvent bruyante, désorganisée et basée sur des événements sans fin dans l'esprit. Au lieu d'un drapeau rouge dans le présent, il peut vous faire vouloir vous éloigner de quelqu'un trop tôt, basé sur des préoccupations du passé.

D'autre part, la véritable perception est plus silencieuse, dure plus longtemps et est souvent ressentie dans le corps. Il peut se sentir comme un nœud dans votre estomac, un changement rapide de votre énergie, ou une inquiétude silencieuse à propos d'une personne ou de la situation. Vous n'obtiendrez pas une description complète avec elle; au lieu de cela, on vous dit de prêter plus d'attention.

Comment éteindre vos sentiments intestinaux après avoir été trahi

Si nous avons été trahis auparavant, nous avons peut-être appris à fermer nos instincts. Nous aurions pu nous dire d'ignorer ces premiers signes de danger parce que nous ne voulions pas être suspects. Ou peut-être sommes-nous tombés dans le piège de chercher désespérément des raisons de croire au mieux en quelqu'un, tenant à l'espoir qu'ils ne pourraient pas être ce que nos intestins nous ont dit d'être. Cette fermeture nous empêche de ressentir la douleur d'admettre une erreur immédiatement, mais elle nous laisse ouverts à être trompés à l'avenir.

La bonne nouvelle est que notre sens est toujours là; nous devons simplement le réveiller. L'important est de devenir intéressé et sage à propos de ces signes intérieurs subtils.

Communiquer avec votre boussole intérieure

Pour commencer à renforcer votre intestin et de suivre son lead, faites ce qui suit:

• Remarque sans prendre de décision: Si vous vous sentez un peu mal à l'aise autour de quelqu'un, ne le brossez pas. Au lieu de cela, gardez un esprit ouvert à ce sujet. Vous pourriez vous demander, "Qu'est-ce que je prends ici?" Qu'est-ce que mon corps veut me dire? Regardez comment ils agissent, ce qu'ils disent, et à quel point ils semblent énergiques dans l'ensemble. Faites attention aux écarts entre ce qu'ils disent et ce qu'ils font.

• Suivre vos succès : Pour suivre vos impulsions naturelles, lancez un journal ou utilisez une application de prise de notes. Faites une courte liste de l'événement, de la personne impliquée et du désagrément exact que vous avez ressenti. Après un certain temps, réfléchissez à ce que votre sensation intestinale était juste. Cette flirtation qui paraissait innocente s'est-elle transformée en avancées indésirables? La personne qui a dit qu'elle se sentait "déconnectée" a-t-elle plus tard admis avoir beaucoup menti? Votre confiance dans votre voix intérieure grandit au fur et à mesure que vous recevez ces signes.

• Prendre un moment: Il est facile de se retrouver coincé dans l'excitation d'une nouvelle relation. Faites-en l'habitude d'arrêter et de réfléchir avant de prendre de grandes décisions. Ne vous sentez pas obligé de vous déplacer plus vite que votre corps ne peut supporter. Prenez du temps pour regarder et écouter, et laissez votre intuition recueillir des informations et vous guider d'une manière subtile.

Comment lire le langage du drapeau rouge

Même si tout le monde a sa propre intuition, voici quelques signes habituels qu'il pourrait prendre sur: Lorsque les mots et les actions de quelqu'un ne correspondent pas, que leurs histoires changent au fil du temps, ou que leur comportement passe de chaud à froid, votre intuition peut vous dire quelque chose. Souvent, notre intestin peut dire quand quelqu'un n'est pas honnête avant que notre esprit conscient puisse comprendre ce qui ne va pas.

Intensité Miroir: Il peut être très excitant de rencontrer quelqu'un dont les espoirs et les rêves semblent correspondre à vos propres immédiatement. Cela peut vous faire sentir comme si vous aviez trouvé votre compagnon d'âme. La véritable proximité, en revanche, se développe naturellement avec le temps. Il y a de bonnes raisons d'être sceptique à propos de tels miroirs extrêmes.

• Contrôler les tendances : Tenter de vous éloigner des amis, écouter vos conversations, ou vouloir savoir tout ce que vous faites peut sembler qu'ils se soucient. La plupart du temps, notre intestin peut ressentir ces sentiments protecteurs avant qu'ils ne deviennent des comportements de contrôle ouverts.

• Pushing Your Boundaries: Quelqu'un qui continue de faire cela, même de petites façons, vous donne un message clair. Si quelqu'un vous moque ou vous oblige à parler de vos faiblesses trop tôt, même si c'est juste un peu, cela peut être un signe de manque de respect qui s'aggrave souvent si vous ne faites rien à ce sujet.

• Qu'est-ce qu'on voulait dire S'il vous plaît excusez-moi : si quelqu'un a tendance à expliquer tout trop ou à se défendre trop lorsqu'on lui pose des questions faciles, ce pourrait être un drapeau rouge. Même avant que nous puissions expliquer exactement ce qui nous rend mal à l'aise, notre intestin peut nous dire que nous devons cacher quelque chose.

Pour apprendre, il faut faire des erreurs.

Il faut de l'exercice, pas un objectif, pour apprendre à faire confiance à nouveau à votre intestin. Il y aura des moments où vous n'écouterez pas son conseil et vous réaliserez que c'était juste. Ne sois pas dur avec toi-même; considère-le comme une leçon.

Utiliser l'intuition pour guérir de vieilles blessures

Faire confiance à votre intestin est un travail acharné qui se rémunère d'une manière plus profonde que d'éviter la douleur future. Lorsque vous faites attention à ces petits indices à l'intérieur de vous dans le présent, ils vous rendent plus conscient de votre passé. Vous pourriez avoir une grande réalisation à propos d'une vieille relation: "J'ai toujours su qu'il y avait quelque chose de mal avec eux, mais je ne l'ai pas cru!" Même s'il y a longtemps depuis la trahison, cette auto-validation est toujours un élément important pour y parvenir.

Il est important de savoir que la peur a un délai fixé, mais l'intuition ne le fait pas. Même après des années passées, vous pourriez enfin être en mesure d'expliquer l'inconfort que vous avez toujours ressenti lorsque vous pensiez à un ancien ami ou partenaire. Ce n'est pas que tu n'aies pas remarqué que quelque chose n'allait pas; c'est que tu ne t'étais pas confié. Laisser la vérité de ce qui s'est passé dans le passé vous aide à changer de vieux points de vue.

Cette différence est très importante. Lorsque nous pensons que nous avons manqué des signes évidents que quelqu'un n'est pas digne de confiance, cela nous fait nous sentir mal de nous-mêmes et nous fait remettre en question notre jugement futur. Mais quand nous comprenons que notre inquiétude profonde a toujours été là, nous commençons à croire à nouveau que nous avons le pouvoir de faire la différence entre des connexions saines et malsaines. Le doute de soi ou la pression de la société pour "donner aux autres le bénéfice du doute" trop peut-être l'ont couvert, mais votre force fondamentale a toujours été là.

Pensées comme un bouclier et une épée

Lorsqu'elle est utilisée correctement, votre intuition peut vous protéger de la tristesse à l'avenir et aussi vous aider à voir à travers les illusions. Il n'est pas nécessaire de devenir cynique ou suspect de tout le monde pour apprendre à écouter ses petits signaux. La vraie confiance intérieure ne signifie pas être en alerte tout le temps. Au lieu de cela, cela signifie avoir une confiance calme dans votre capacité à distinguer entre ce qui est réel et ce qui n'est pas réel, entre ce que c'est sûr et ce qu'il est dangereux.

En d'autres termes, cela signifie une autre façon de laisser se développer de nouvelles relations. Vous pouvez vous calmer parce que vous savez que même si vous obtenez des objectifs de quelqu'un mal au début, votre boussole intérieure vous permettra de savoir assez rapidement pour faire quelque chose qui est bon pour votre cœur et votre bien-être. Lorsque vous faites confiance à votre intuition, elle vous permet d'être à la fois joyeusement ouvert et violemment protecteur de vous-même.

C'est un mélange puissant qui permet aux relations véritablement aimantes de grandir.

Il y a beaucoup de connaissances qui nous attendent pour en tirer parti dans nos mondes intérieurs. Être amical avec vos instincts, écouter ses messages silencieux, et faire confiance aux signaux de votre corps vous donne un super pouvoir qui peut vous aider à gérer les relations avec facilité.

Ceci est particulièrement important si vous avez été trahi auparavant; c'est un moyen de récupérer votre pouvoir et de vous assurer que les prochaines personnes en qui vous avez confiance seront celles qui le méritent.

Chapitre 9 : Surmonter la peur de la vulnérabilité

Si la trahison est comme une lance dans le cœur, alors être vulnérable peut se sentir comme le couper à nouveau avant que les cicatrices soient complètement fixées. Lorsque nous avons été blessés, nous voudrions peut-être nous protéger en nous coupant de tout le monde. La seule façon de rester en sécurité, nous nous disons, est de rester à l'écart des choses qui pourraient nous blesser à nouveau. Mais cette réponse, qui a du sens, nous empêche de ce que nous voulons le plus: la véritable connexion, la véritable proximité, et la joie émouvante d'être pleinement vu et aimé.

C'est gênant et effrayant d'être vulnérable, mais c'est nécessaire pour construire un amour qui dure. Ce chapitre est sur la compréhension des peurs qui nous retiennent et, plus important encore, sur le fait d'avoir le courage de faire face à ces peurs et de donner notre vrai moi à ceux qui le méritent.

L'équipement que nous portons

Quand quelqu'un nous trahit, nous mettons souvent sous-consciemment différents types d'armes pour éviter de se blesser à nouveau. Il y a des gens qui pourraient mettre sur un front parfait pour montrer au monde que leur passé ne les a pas blessés. Ils font sembler qu'ils ont tout sous contrôle, ne laissant aucune place pour les sentiments plus faibles qui pourraient montrer un cœur doux.

Certaines personnes portent des armures sous forme de cynisme. Cela pourrait nous faire sentir puissants et responsables de rejeter des partenaires potentiels avec un oeil critique, en soulignant chaque petit défaut. Si nous pensons aux mauvaises choses qui pourraient arriver, nous pouvons éviter la déception qui pourrait venir d'être positif.

En défense, certaines personnes peuvent devenir motionnellement épuisées. Si quelqu'un les trahit dans le passé, ils évitent les conversations profondes ou refusent de faire face à la douleur. Ils peuvent même blesser de nouvelles relations quand les choses deviennent trop bonnes parce qu'ils préfèrent être mal à l'aise avec ce qu'ils savent plutôt que de prendre une chance sur ce que ils ne savent pas. Quelle que soit sa forme, l'armure est mauvaise parce qu'elle ne choisit pas qui elle frappe. Il peut arrêter certaines sortes de douleurs, mais il empêche aussi l'amour que nous voulons d'entrer. Nous ne pouvons pas choisir qui peut entrer dans nos cœurs, et quand nous avons peur d'être ouverts, nous rejetons les gens qui pourraient nous donner la relation sûre et aimante que nous voulons vraiment.

Le paradoxe de la vulnérabilité

Ça n'a pas de sens - être plus disposé à être blessé est la façon de nous garder en sécurité? Pour comprendre ce paradoxe, nous devons nous rendre compte qu'être émotionnellement seul ne vous rend pas vraiment en sécurité. Même si nous avons les murs et les défenses les plus fortes, nous pouvons encore ressentir la douleur de la solitude, le sentiment d'être coupé, et la connaissance que nous avons éteint la possibilité d'un amour profond juste quand nous en avions le plus besoin.

Être assez courageux pour choisir un autre type de faiblesse est ce qui vous rend vraiment fort. Être ouvert sur nos peurs envers nous-mêmes, être assez courageux pour partager nos cicatrices avec quelqu'un d'autre sans s'attendre à une réaction parfaite, et nous laisser avoir besoin d'une autre personne sans nous tenir fermement dans la crainte que leur amour nous quitte un jour.

Pourquoi être vulnérable conduit à l'intimité

Quand nous risquons d'être réels, c'est-à-dire confus, défaillants et pleins de bonnes et de mauvaises choses, nous demandons aux autres de faire de même. Quelqu'un sait qu'il vaut mieux être honnête avec nous quand on leur envoie ce message. Être honnête l'un avec l'autre construit la confiance, rend les relations plus fortes, et donne aux gens un sentiment d'appartenance plus profond que n'importe quel lien superficiel pourrait. L'amour grandit dans un endroit où les gens disent la vérité. Cela ne veut pas dire que nous devons dire la vérité immédiatement et sans aucun changement. Au lieu de cela, nous devons nous engager à un processus à long terme de repasser lentement les couches et de nous montrer petit à petit comme la confiance le permet.

Vulnérabilité dans la vie réelle

Être vulnérable est une compétence qui dure toute la vie. Voici comment commencer à laisser ce cœur s'ouvrir:

Changements majeurs à partir de petits pas : commencer petit. Les petites choses qui construisent notre courage comprennent de dire à un ami de confiance sur une simple peur ou une insécurité et d'être honnête au lieu de trouver une raison quand nous devons annuler des plans. Sentez ce qu'il ressent quand quelqu'un vous laisse être vulnérable avec eux sans vous juger.

• Être gentil avec soi-même est très important : Lorsque vous quittez votre zone de sécurité, votre critique intérieure vous criera. "Il est bon d'être effrayé, il est normal d'avoir besoin d'une connexion humaine, et il est bon de baisser ma garde un peu à la fois." Cela vous aidera à apprendre à être gentil.

• Soyez prudent sur ce que vous partagez: Être vulnérable ne signifie pas raconter toute l'histoire de votre vie au premier rendez-vous. C'est un processus lent. Lorsque vous partagez les parties les plus privées de vous avec quelqu'un, soyez prudent et assurez-vous qu'ils ont gagné votre confiance.

• Être amical : Il y a deux façons d'être dans une relation saine. Regardez comment un éventuel partenaire réagit quand vous laissez tomber votre garde. Sont-ils honnêtes, respectueux et prêts à parler d'eux-mêmes quand ils vous rencontrent? Être honnête l'un avec l'autre est la clé pour construire une relation de longue durée.

Vulnérabilité, fixation de limites et trouver le bon équilibre

Être vulnérable et avoir des limites faibles ne sont pas la même chose. Pour être vraiment intimes, nous devons être en mesure d'être ouverts avec les autres tout en étant prudents sur qui et combien nous partageons nos parties les plus privées.

Être vulnérable peut renforcer nos défenses. En étant honnête au sujet de nos peurs, de nos besoins et de nos désirs, nous sommes plus susceptibles de les faire connaître à l'autre personne. C'est mieux que de garder nos sentiments à l'intérieur ou d'espérer qu'ils puissent comprendre ce que nous voulons. Partager la vérité sur ce qui est important pour nous devient un moyen de la protéger activement.

La force d'être vulnérable après avoir été trahi

Si vous souffrez encore de trahisons passées, la pensée d'être ouvert à être blessé peut être effrayante. Toutefois, c'est là que se déroule la réparation la plus profonde. Il est possible de briser les vieux cycles de la honte en vous permettant d'être vu comme votre être entier, défectueux, douloureux, mais clairement fort.

La vérité est que nous ne pouvons pas affaiblir certaines parties de nous-mêmes. Il y a une chance que nous pourrions être enterrés heureux avec la blessure. Vous pouvez recommencer à aimer et à avoir confiance en étant assez courageux pour tout ressentir : la douleur du cœur, le désir et l'espoir prudent qui s'élance derrière ces murs de protection.

Être vulnérable est une autre façon de lutter contre le pouvoir que les trahisons du passé peuvent encore avoir sur vous. Nous donnons le pouvoir à ceux qui nous font du mal sur notre bonheur futur quand nous nous disons que nous n'ouvrirons plus nos cœurs. Nous reprenons notre pouvoir et changeons l'histoire de nos vies quand nous choisissons courageusement une autre voie et choisissez de faire confiance à nouveau à la connaissance.

Être vulnérable est toujours un acte de courage.

Il y aura des moments où vous voudrez fermer vos défenses. Se souvenir des souffrances du passé peut vous faire vouloir vous cacher. Ça a du sens. Au lieu de vous insulter, voyez-le comme une chance d'être vulnérable à nouveau, même si vous avez peur. Chaque fois que vous choisissez de rester ouvert, vous renforcez votre confiance que vous êtes non seulement digne d'amour, mais aussi assez fort pour faire face à ses défis.

Être le genre de personne qui peut honnêtement et soigneusement tenir son propre cœur et peut-être celui d'autrui est très puissant. Le paradoxe de la vulnérabilité dit que lorsque nous acceptons à quel point nous sommes faibles et que nous faisons face à nos peurs les plus profondes d'être rejetés et laissés seuls, nous construisons en fait la force intérieure inébranlable dont nous avons besoin pour entrer pleinement dans le genre d'amour qui ne s'éloigne pas des ombres mais qui leur fait doucement briller une lumière jusqu'à ce qu'ils ne puissent plus nous contrôler.

Partie 4 : Reconstruire la confiance en autrui

Chapitre 10 : Trouver les bonnes personnes

Après avoir été trahis, nous ne voulons peut-être plus faire confiance à personne parce que nous ne savons pas à qui nous laisser entrer dans notre nouveau monde mental. Il n'y a aucun moyen de savoir avec certitude ce qui se passera dans une relation, mais il y a quelques traits qui peuvent nous aider à trouver des partenaires qui valorisent l'honnêteté, la réciprocité, et de faire un endroit sûr et de soutien l'un pour l'autre de grandir.

Faire une liste stricte de traits "must-have" n'est pas ce dont il s'agit dans ce chapitre. La chose la plus importante est de développer votre discernement - apprendre à repérer les drapeaux rouges qui pourraient signifier une répétition des vieux modèles et, plus important encore, les signes subtils qui indiquent la possibilité d'une relation véritablement satisfaisante.

Être disponible émotionnellement

Être disponible émotionnellement est la clé des relations saines. Il y a plus à ça que juste quelqu'un qui apparaît. Quelqu'un qui peut être là, être intéressé, et être prêt à mettre de l'énergie émotionnelle dans la connexion est important. Quelqu'un qui écoutera sans passer de jugement, aidera sans être trop, et leur laisse dire ce dont ils ont besoin d'une manière ouverte et honnête.

Être disponible émotionnellement signifie aussi être capable d'être ouvert et sensible. Cela ne veut pas dire être tout à fait honnête sur leurs sentiments tout de suite. Au lieu de cela, cela signifie être prêt à partager leur vrai moi, y compris leurs peurs et leurs rêves, à mesure que la confiance grandit.

Communication avec respect

Une bonne communication est la clé pour maintenir une amitié saine. Cherchez quelqu'un qui peut clairement dire ce qu'ils veulent et ont besoin et qui écoute et essaie de voir les choses de votre point de vue. Pour bien communiquer, vous devez être capable de gérer les désaccords d'une manière saine, en vous concentrant sur la résolution des problèmes au lieu de blâmer ou de bloquer les autres.

Une conversation respectueuse signifie aussi leur faire savoir ce que vous ressentez, même si c'est différent de ce qu'ils ressentent. C'est un grand drapeau rouge quand votre partenaire dit que vous êtes "exagéré" ou essaie de vous contrôler en vous faisant vous sentir coupable.

Objectifs de vie et valeurs partagées

Avoir des intérêts différents peut rendre une relation plus intéressante, mais avoir des valeurs et des objectifs de vie qui sont similaires est mieux à long terme. Cela ne signifie pas qu'ils doivent partager les mêmes intérêts ou rêves, mais ils devraient avoir les même valeurs fondamentales, comme être honnête, prendre soin de votre famille, ou être responsable de l'argent.

Il est également important de vous assurer que vos objectifs de vie sont compatibles. Une personne qui veut vraiment des enfants peut ne pas être un bon match pour quelqu'un qui ne veut pas d'enfants du tout. Pour vous assurer que vous êtes tous les deux sur la même page, vous devez avoir des conversations ouvertes et honnêtes sur ces problèmes de grand tableau.

Définir des limites saines

Les limites sont les lignes invisibles qui séparent notre espace mental et physique. Votre partenaire en bonne santé acceptera vos limites et aura aussi des limites claires. Cela signifie qu'ils ne vous forcent pas à être proche d'eux quand vous ne voulez pas être, ils acceptent votre besoin de temps seul, et ils sont d'accord avec avoir leur propre vie et leurs intérêts en dehors de la relation. Vous devriez chercher quelqu'un qui rend ses limites claires et est ouvert à parler de la vôtre.

Prêt à aider et à encourager

Une bonne relation vous aide à grandir. Trouvez quelqu'un qui vous encourage lorsque vous faites bien, vous aide à rester positif lorsque les choses deviennent difficiles, et croit en vos objectifs personnels et commerciaux. Cela ne signifie pas admiration sans question; les commentaires utiles peuvent également être utiles. La principale leçon, cependant, devrait être de croire en vous-même et dans vos rêves.

Être digne de confiance et honnête

La confiance est la chose la plus importante dans toute relation qui dure. Cherchez quelqu'un dont les actes, pas seulement leurs paroles, montrent qu'ils sont honnêtes. Quelqu'un à qui vous pouvez faire confiance pour être honnête et loyal, même quand les choses deviennent difficiles. Quelqu'un qui fait ce qu'ils disent qu'il fera et n'essaie pas de tromper les autres.

J'ai aimé les mêmes blagues

Le rire est un excellent moyen de rassembler les gens. Quelqu'un qui a votre sens de l'humour et peut rire de vos blagues est un excellent moyen d'ajouter beaucoup de joie et de proximité à votre relation.

Chimie et rapprochement physique

Une forte liaison émotionnelle est importante, mais aussi l'attraction physique et l'épanouissement. Cela inclut un niveau de base de désir physique ainsi que de profiter et de se sentir en sécurité avec le toucher. Mais gardez à l'esprit que la vraie intimité n'est pas seulement touchante; c'est le lien émotionnel qui fait que l'amour se passe et le maintient au fil du temps.

Pourquoi être conscient de soi est important

Être conscient de soi est la première étape pour trouver un bon partenaire. Réfléchissez à ce que vous voulez, à votre valeur, et à ce qui fera ou brisera une amitié pour vous. Quel genre d'aide mentale avez-vous besoin pour bien faire? Quelle est la meilleure façon de parler aux gens? En vous connaissant mieux, il est plus facile de trouver quelqu'un qui complète vos compétences et vous aide à grandir.

La voie est aussi importante que l'objectif final

Il faut du temps et de l'effort pour trouver le bon match. Il faut explorer, se connaître soi-même, et avoir le courage d'apprendre de bonnes et de mauvaises expériences.

Regarder non seulement des mots, mais aussi des actions

Il est facile de dire les "bonnes choses" au début d'une relation. Regardez très attentivement ce que quelqu'un fait au fil du temps. Sont-ils conformes à ce qu'ils disent? Quand ils disent qu'ils feront quelque chose, ils le font? Est-ce qu'ils respectent les autres aussi bien que vous quand ils essaient de vous impressionner? Les actions parlent plus fort que n'importe quelle lettre d'amour bien écrite.

Mettre la foi dans votre intestin

Nous devrions faire attention à nos instincts parce que c'est un outil puissant. Il peut y avoir quelque chose « hors » à propos d'une personne sur laquelle vous ne pouvez pas mettre votre doigt, mais ne l'ignorez pas. Votre intestin peut récupérer des signes subtils de mensonge, d'indisponibilité émotionnelle ou d'un choc de valeurs fondamentales que votre esprit n'a pas encore complètement traitées.

Comment apprendre à partir de modèles dans les relations

Pensez à l'amour et aux amitiés que vous avez eues dans le passé. Y a-t-il des mauvaises habitudes que vous remarquez à propos de vous-même ou des personnes auxquelles vous avez été attiré? Les blessures du passé peuvent nous enseigner des leçons importantes. Lorsque nous devenons conscients de ces schémas, nous avons plus de contrôle sur eux et nous sommes moins susceptibles de les répéter.

Prendre à l'aise

Il est naturel de vouloir sauter dans une nouvelle relation après avoir été trahi afin de se sentir mieux et de se détourner des choses. Pour prendre de bonnes décisions, cependant, vous devez prendre les choses lentement. Laissez la proximité grandir naturellement au lieu de se précipiter vers l'intensité pour cacher les sentiments d'insécurité qui sont encore là. Prenez le temps de regarder votre partenaire potentiel agir dans différentes situations, et laissez votre confiance grandir avec vos sentiments pour eux.

Être honnête avec soi-même

Vous pourriez avoir une vision idéalisée d'un partenaire possible si vous ne regardez que leurs points positifs et ignorez ou négligez les signes d'avertissement. Être honnête avec soi-même à propos de leurs défauts et bizarres est important. Vous devriez également être honnête sur la question de savoir si ces choses vont vraiment ruiner l'affaire à long terme ou simplement être des ennuis temporaires que vous êtes prêt à ignorer quand vous êtes amoureux. Gardez toujours à l'esprit que le véritable amour signifie accepter quelqu'un pour ce qu'il est, ses défauts et tout.

Ce que l'Amour puissant peut faire

Vous devriez également abandonner l'idée qu'il existe un partenaire «perfecte». Nous avons tous des défauts, nous faisons des erreurs et nous transportons des bagages mentaux du passé. Trouver quelqu'un qui n'a pas de problèmes n'est pas la clé d'une bonne relation. Ce dont vous avez besoin est de quelqu'un qui est disposé à faire face aux problèmes avec vous, en embrassant les difficultés avec ouverture, respect, et un fort désir de faire quelque chose de durable.

Il y a des moments où il peut être stressant et difficile de trouver le bon type de partenaire après avoir été trahi. Vous aurez une meilleure chance de trouver un partenaire qui aidera votre cœur à guérir et vous donnera un amour plus profond et plus satisfaisant que jamais si vous apprenez à mieux comprendre vos propres besoins, à pratiquer l'observation et à placer des qualités comme la communication ouverte, l'honnêteté et l'intégrité en tête de votre liste.

Faites-moi savoir s'il y a d'autres domaines de ce grand sujet de trouver le bon partenaire que vous voudriez en savoir plus sur!

Chapitre 11 : Une communication ouverte pour renforcer la confiance

Si vous trahissez quelqu'un en qui vous avez confiance, cela peut blesser les racines de cette confiance. Une communication ouverte et honnête est comme une lumière pour ces racines. Il les nourrit et les rend plus forts au fil du temps. Il n'y a pas un seul discours dans ce chapitre qui guérira toutes les blessures du passé. Au lieu de cela, il s'agit de savoir comment utiliser la communication honnête pour construire la confiance, la compréhension et la proximité.

Combien il est difficile de parler ouvertement après avoir été trahi

Lorsque la confiance est perdue, il peut être très effrayant de parler à quelqu'un ouvertement à nouveau. Vous pouvez toujours avoir peur : et si être ouvert sur vos faiblesses vous rend plus ouvert à plus de douleur? Vous ne pouvez pas croire que vous pouvez savoir si l'autre personne vous dit la vérité. La colère ou le ressentiment peuvent rendre difficile d'être ouvert-cœur, ce qui rend difficile de avoir des conversations difficiles sans se défendre.

L'autre personne a peut-être aussi des difficultés. S'ils vous ont trahi, ils auront peut-être peur de votre juste colère, ou ils se défendront et ne voudront pas prendre pleinement la culpabilité de ce qu'ils ont fait.

Il est facile de comprendre pourquoi ces problèmes sont importants : une conversation ouverte nécessite un engagement des deux côtés.

Préparer le sol : créer un endroit où vous vous sentirez en sécurité

Lorsque les deux personnes se sentent entendues, comprises et en sécurité pour dire ce qu'elles veulent, elles sont plus susceptibles de communiquer honnêtement. Voici comment poser les bases d'une meilleure communication :

• Le bon moment: N'essayez pas de commencer des conversations profondes lorsque les gens se sentent en colère ou en colere. Prenez le temps que vous et votre partenaire puissiez être seuls, calmes et concentrés. Faites des petites choses au début et voyez-les comme un processus, pas une simple conversation qui va tout réparer.

• Écoute empathique : Promettez-vous d'écouter pleinement, même si l'écoute du point de vue de l'autre fait mal. Ne parlez pas d'eux; au lieu de cela, essayez de comprendre comment ils se sentent et de valider leur expérience, même si vous n'acceptez pas les décisions qu'ils ont prises. À leur tour, cela les fait se sentir suffisamment en sécurité pour s'ouvrir.

• Déclarations avec "I": Parlez aux gens d'une manière qui les rend moins défensives. Dire des choses comme « je sens... » et « j'ai besoin... » peut vous aider à expliquer votre point de vue sans pointer le doigt. Au lieu de dire "Vous me faites toujours me sentir insignifiant!" dites "Je me sens blessé quand les plans changent à la dernière minute sans en discuter avec moi."

• Prenez des pauses quand vous avez besoin de: Les conversations chargées émotionnellement peuvent être drainantes. Si les choses deviennent chaudes, prendre une pause sur laquelle vous êtes tous les deux d'accord peut aider à se calmer. Établissez un signal, comme « J'ai besoin d'une courte pause », et aidez-vous mutuellement à se calmer au lieu d'utiliser cela comme un outil ou une punition.

Comment gérer des conversations difficiles

Prendre soin de la trahison prend du temps. Si la trahison s'est produite il n'y a pas si longtemps, vous devrez peut-être en parler encore et encore, à mesure que la douleur revient. Faites-le clair ce que vous voulez: qu'ils s'excusent pour vous avoir fait du mal, qu'ils promettent de ne pas le faire à nouveau, ou que vous leur répondiez une question que vous avez encore, afin que vous puissiez mieux comprendre.

• Déclencheurs pour le déballage : La trahison rend souvent les gens plus sensibles. Parlez des choses ou des événements qui vous font peur, même s'ils n'ont pas de sens. Donner à votre partenaire cette chance d'aider les empêchera de toucher accidentellement ces coupures.

• Faire connaître clairement les besoins : Personne ne peut lire les esprits. Ne supposez pas que votre partenaire sache ce dont vous avez besoin; au lieu de cela, apprenez à le dire à voix haute: «J'ai besoin de plus de temps de qualité», «Je veux de l'honnêteté même quand il s'agit de quelque chose de difficile», ou «Je dois prendre une pause pour ne pas en parler pour l'instant.»

• Parler des limites : Établir des frontières saines est bon pour les deux personnes. Déterminez vos limites et dites-leur ce qui arrivera si elles sont franchies. Par exemple, "Je ne vous laisserai pas regarder à travers mon téléphone", ou "Si vous élevez votre voix, je terminerai la conversation." Assurez-vous que ces limites sont toujours respectées.

La pratique de la communication ouverte tout le temps

Les compétences de communication qui fonctionnent bien dans les relations s'améliorent avec la pratique.

- Renforcer la fréquence des check-ins : S'inscrire régulièrement d'une manière décontractée vous aidera à être honnête sur les petites choses avant qu'elles ne deviennent pires. Ça pourrait être au-dessus du café: "Hey, comment vont les choses?" Y a-t-il quelque chose qui n'est pas encore clair cette semaine?"

- Merci, c'est important : être ouvert l'un à l'autre n'est pas toujours une question de mauvaises choses. Merci à votre partenaire pour les bonnes choses qu'ils font, le travail qu' ils font, et les façons dont ils se présentent pour vous. Il encourage les bonnes habitudes et rend les gens se sentent plus en sécurité émotionnellement.

- Être faible en tant que force : Montrez à votre partenaire que parler de vos inquiétudes ou de vos peurs n'est pas un signe de faiblesse, mais un moyen de vous rapprocher. À long terme, cela les amène à vouloir faire la même chose.

Quand vous devriez obtenir de l'aide d'un professionnel

Mentir à quelqu'un en qui vous avez confiance peut laisser de profondes cicatrices. La thérapie de couple peut être très utile si vous avez des difficultés à communiquer efficacement, si vous êtes constamment anxieux ou si vous sentez que vous ne pouvez plus vous faire confiance. Un bon thérapeute crée un espace sûr et impartial et enseigne des méthodes pour mieux parler les uns aux autres et résoudre les désaccords.

Rappelez-vous que la communication ouverte est très forte, même si ce n'est pas toujours facile. Il rend les choses plus claires, corrige les lacunes émotionnelles, améliore le lien, et donne du temps à la confiance pour croître lentement à nouveau. Chaque conversation honnête, aussi petite soit-elle, devrait être un pas vers un amour où vous vous sentez en sécurité et absolument vu.

Ce qu'il ne faut pas faire pour la communication ouverte

Regardons quelques erreurs courantes qui rendent la communication difficile et font encore plus mal à la confiance après une trahison:

• Le jeu de culpabilité: Il est important de parler de la façon dont les actions d'autrui vous affectent, mais commencer des conversations avec l'objectif de les faire honte ou de toujours les blâmer empêche la conversation d'aller dans la bonne direction. Plutôt que d'être coincé dans un cercle sans fin de blâmer les autres, parlez de la façon dont vous avez été blessé et de ce que vous avez besoin d'aller de l'avant.

Il n'est pas sain d'éviter les conversations dures par peur ou par défense, ce qu'on appelle le stonewalling. Si vous avez besoin d'une pause, faites-leur savoir, mais ne pas vouloir revenir à la conversation après ça fait mal à la confiance. Cela montre que vous préférez éviter les problèmes difficiles plutôt que de les affronter ensemble.

• Passive-agressivité : montrer la colère ou la frustration d'une manière cachée, par exemple en étant sarcastique, en ne montrant pas l'amour, ou en faisant de petits actes de dommage, fait mal à la relation. Même si cela peut être difficile, la conversation directe est plus respectueuse à long terme et peut vous aider à atteindre le fond du problème.

• Lire l'esprit et tirer des conclusions rapides : Les malentendus se produisent lorsque vous pensez le pire de votre partenaire ou essayez de « deviner » ce qu'ils pensent au lieu de leur demander directement. Au lieu de cela, essayez de dire, "Je ne suis pas sûr de moi-même, et mon esprit va au mauvais endroit." S'il vous plaît, dites-moi que vous êtes bien. Ou, "Je ne suis pas sûr que je comprenne ce que vous voulez dire, pourriez-vous m'expliquer?"

Maintenir le score : Utiliser les souffrances du passé comme des armes dans le présent, au lieu d'essayer de mieux comprendre, empêche la fermeture. Si vous voulez surmonter un problème du passé, vous devez faire une promesse de le laisser derrière vous.

Comment parler à travers les problèmes

Au fur et à mesure que vous reconstruirez la confiance, il y aura des embouteillages sur la route. Voici comment parler clairement aux gens, même quand c'est difficile:

• Reconnaître, ne pas minimiser: Si vous voulez guérir une vieille blessure, vous devriez d'abord reconnaître comment le passé affecte votre façon de se sentir maintenant. "Je sais que nous avons déjà parlé de ça, mais je me bats encore..." aidera votre partenaire à comprendre que ce n'est pas de se blâmer à nouveau, mais de guérir.

• Reframing Through Curiosity: Dites non au jugement quand votre critique intérieure commence à parler ou quand vous vous trouvez en train de penser le pire. Au lieu de cela, posez des questions. Ne dis pas: "Ils sont en retard, ils ne se soucient pas de moi!" Au lieu de cela, dites : « Peut-être sont-ils coincés dans la circulation? » Je t'envoie un message pour savoir ce qui se passe.

• Cherchez des réponses, pas seulement des problèmes : Parfois, vous avez besoin de libérer votre colère, mais assurez-vous que la conversation se tourne alors vers la façon de rendre les choses meilleures à l'avenir. Quels changements spécifiques peuvent être apportés pour mettre un terme à ce type de conflits? Quelles choses spécifiques pourrais-tu faire pour te sentir plus en sécurité?

• Pardonnez ou ne pardonnez pas : Faites-le clair si le pardon des autres fait partie de votre processus de guérison. Dites la vérité sur votre position dans le processus. Dire "Je travaille à pardonner, mais je ne suis pas encore là" vous empêchera, vous et votre partenaire, de vous confondre et de fixer des objectifs irréalistes que vous pouvez alors briser.

Comment la communication ouverte peut être un cadeau

Vous et votre partenaire serez tous les deux mieux si vous choisissez une conversation ouverte et honnête plutôt que d'éviter ou d'être défensive. Au début, il peut se sentir faible, et les vieilles habitudes voudront revenir, surtout quand vous êtes stressé. Même si vous y travaillez et êtes dévoués, la façon dont vous parlez peut s'améliorer.

Lorsque vous communiquez bien, vous pouvez travailler ensemble à travers les problèmes, ce qui empêche les types de colère et de mauvaise communication qui séparent les gens. Cela vous aide à mieux vous comprendre et crée un espace où les deux personnes se sentent vraiment entendues. La communication ouverte peut conduire à un amour qui est non seulement joyeux et passionné, mais aussi rempli d'un profond sentiment de sécurité.
C'est le genre d'amour qui ne peut exister que dans les relations où les

deux personnes choisissent d'être honnêtes et prêtes à traverser des moments difficiles ensemble.

Chapitre 12 : Prendre des risques calculés

Il y a des moments où le besoin d'amour est plus fort que la peur d'un autre cœur brisé. Cette lutte s'aggrave après la trahison. Nous voulons nous connecter avec les autres et nous sentir bien, mais une partie de nous veut aussi se cacher derrière des murs qui nous gardent en sécurité. Être capable de retenir une étincelle d'espoir tout en respectant le besoin de sécurité, c'est comment nous commençons à changer la fin de nos histoires de relation.

Comment comprendre le risque calculé

Prendre des risques calculés ne signifie pas prendre des sauts sauvages, fondés sur la foi. Il faut beaucoup de réflexion et de planification pour agir quand vous ne savez pas ce qui va se passer ou si vous devriez prendre une certaine route. L'analyse attentive de l'esprit et le désir du cœur doivent être soigneusement équilibrés. L'intuition agit comme un pont entre les deux.

Quand il s'agit de l'amour, "prendre un risque calculé" signifie être prêt à rencontrer de nouvelles personnes et se laisser ressentir une vraie attraction et de soins, même si vous savez que les choses peuvent ne pas fonctionner. Cela signifie sortir de votre zone de confort sans renoncer à tous vos sentiments forts pour vous protéger.

Quelle est la différence entre l'auto-sabotage et le risque pensé

Il est simple de mélanger des risques soigneusement considérés avec des habitudes qui nous ont empêchés d'atteindre nos objectifs dans le passé. La différence est à quel point vous êtes conscient. La plupart du temps, nous nous blessons par peur - nous choisissons des partenaires qui ne sont pas disponibles ou faisons du drame pour soutenir l'idée que l'amour n'est pas sûr. C'est une façon de continuer à aller dans le même cercle douloureux.

D'autre part, le danger calculé est connu. Même s'il sait qu'il y a peur et la possibilité de se blesser, il choisit d'avancer de toute façon. Vous êtes courageux en faisant quelque chose qui dit, "Je me laisserai espérer, même si je ne peux pas promettre une fin heureuse."

Comment savoir quand prendre des risques

Pour mettre cette idée en pratique, procédez comme suit :

• Prenez-le tranquillement: Vous n'avez pas à sauter droit dans une nouvelle relation. Les risques connus présentent de nombreuses formes et tailles. Si vous êtes intéressé par quelqu'un, envoyez-lui un message ou demandez-leur un rendez-vous détendu et à basse pression. Si vous êtes déjà dans une relation, soyez un peu plus ouvert et honnête.

• Attention au processus, pas au résultat : Prendre des risques intelligents est plus une façon de penser qu'un ensemble d'activités. Encouragez-vous à vous intéresser à ce que c'est que d'ouvrir, même quand vous voulez vous retirer. Vous pouvez bénéficier de la pratique d'être présent et de laisser une connexion se produire sans effort, peu importe où elle finit par aller.

Analysez, mais ne réfléchissez pas trop: Faites attention aux signes d'avertissement que votre intestin vous parle. Faites attention à toute divergence entre ce que quelqu'un dit et ce qu'il fait. Faites attention à la façon dont ils parlent et traitent les autres, et voyez si leurs croyances correspondent à la vôtre. Cette analyse vous aide à prendre des décisions intelligentes, de sorte que vous êtes moins susceptible d'ignorer votre intestin en faveur d'une fausse confiance.

• Faites attention à votre corps: La plupart du temps, nos corps ressentent des choses avant que nos esprits ne les comprennent pleinement. Est-ce que ce petit flutter dans votre estomac vous fait vous sentir anxieux ou excité? Faites attention à savoir si vous vous sentez stressé, éloigné, ou « en garde » quand vous êtes autour d'une nouvelle personne. Soyez conscient que ces sentiments sont des messages importants de votre guide intérieur.

• Garder les attentes sous contrôle : Lorsque vous prenez un risque, vous ne forcez pas un certain résultat à se produire. C'est puissant de se laisser avoir une relation de courte durée, une date amusante, ou une relation qui se renforce avec le temps sans s'attendre à ce qu'elle se transforme en votre histoire d'amour de fées. Cette ouverture maintient les attentes sous contrôle, ce qui en fait moins un coup si les choses ne fonctionnent pas.

• Profitez de chaque pas : Se féliciter chaque fois que vous avez fait quelque chose qui vous a fait sortir de votre zone de confort. Ces petites victoires, comme aller à un rendez-vous après avoir juré de rencontres ou de dire à une nouvelle personne quelque chose sur vous-même que vous aviez gardé pour vous, retrainez votre cerveau. Ils rendent les gens moins sûrs que être vulnérable signifie toujours de la douleur.

L'échec ne signifie pas faire des erreurs

Quand vous faites une erreur, vous pouvez en tirer des enseignements. Vous pourriez vous tromper dans les objectifs de quelqu'un; votre intuition pourrait parfois vous entraîner dans la confusion, ou vous pourriez vous connecter à quelqu'un seulement pour constater que vous êtes fondamentalement incompatible. C'est bon! Ne laisse pas ces choses te faire sentir comme si tu avais échoué ou que tu devais abandonner. Vous devriez les voir comme des signes que vous essayez de trouver l'amour qui vous convient.

Les bonnes choses sur le risque calculé

La promesse de « toujours heureux après » ne fait pas partie des risques mesurés, mais ils viennent avec d'autres avantages:

• Devenir plus fort émotionnellement: Vous construisez votre force émotive chaque fois que vous choisissez de rester ouvert aux options, même après avoir été blessé dans le passé. Vous apprenez que même si une relation se termine, vous pouvez toujours aimer quelqu'un.

• Interroger les vieilles histoires : Prendre des risques calculés peut vous aider à changer les histoire que la trahison peut avoir gravé dans votre esprit, comme ceux qui disent que vous n'êtes pas aimable, que tout le monde vous décevra, ou que vous serez toujours coincé dans des schémas douloureux.

Lorsque vous vous fermez, vous serez peut-être en mesure d'éviter plus de douleur, mais vous manquez l'occasion de vous connecter avec quelqu'un avec joie. Lorsque vous prenez des risques calculés, de bonnes surprises peuvent arriver. Ce sont les amitiés et les relations que vous ne vous attendiez pas, mais qui vous montrent que la vie et l'amour peuvent toujours être belles.

Comment montrer de la compassion pour soi-même

La compassion de soi est très importante lorsque nous voulons nous protéger et être aimés. Une partie de vous peut être heureuse et excitée, et une autre partie peut s'accrocher à la sécurité de la peur. Gardez de la place pour ces différentes parties de vous avec bonté au lieu de les juger. Assurez la partie effrayée de vous qu'être prudemment optimiste ne signifie pas ignorer ce que vous avez appris du passé.

Rappelez-vous qu'il ne s'agit pas de nier la douleur ou d'agir comme si cela n'était pas arrivé. Prendre des chances intelligentes signifie simplement reconnaître que le besoin de se connecter avec les autres est une partie normale et, en fin de compte, saine de l'être humain. Vous méritez de ressentir tous vos sentiments et d'avoir la chance d'être heureux à l'avenir.

Obtenez l'aide dont vous avez besoin

Tu n'as pas besoin de passer par là tout seul. Laissez la famille ou les amis que vous faites confiance être vos cheerleaders et vous dire à quel point vous êtes fort quand vous vous sentez faible. La thérapie peut être un endroit très utile pour faire face aux peurs qui viennent avec la rencontre à nouveau, ou avec la gestion de sentiments difficiles si vous voulez revenir ensemble avec la personne qui vous a blessé.

Écouter d'autres personnes qui ont trouvé l'amour après avoir perdu quelqu'un proche d'eux peut être très utile parfois. Recherchez des podcasts, des livres ou des communautés Internet où les gens parlent de la façon dont ils se sont améliorés et ont retrouvé l'espoir. Ces histoires vous aident à vous rappeler que vous n'êtes pas seul et à garder votre espoir en vie.

Comment trouver le meilleur équilibre entre la sécurité et l'ouverture

Le point n'est pas de devenir un amant désespéré qui ne se soucie pas de ce que les autres pensent. Vous devez continuer à travailler à trouver l'équilibre, et au fil du temps, ce que cet équilibre ressemble à vous changera. Parfois, vous devez vous éloigner, vous concentrer sur la guérison, et arrêter de penser à un éventuel romance. C'est une façon normale et saine de prendre soin de soi. Parfois, vous pouvez vous sentir plus disposé à vous connecter, et c'est quand vous montrez votre courage et prenez ces risques mesurés.

Prenez note des changements à l'intérieur. Alors que vous croyez en vos propres capacités à reconnaître les bonnes personnes, à faire confiance à votre intestin et à prendre soin de vos besoins émotionnels, être ouvert commencera à vous sentir plus en sécurité que d'être fermé. Cela prend du temps, et il y aura des revers sur le chemin.

Gardez toujours à l'esprit que lorsque vous choisissez d'agir en accord avec l'espérance, même si vous savez qu'il y a des risques, vous ouvrez la porte à une meilleure histoire d'amour que votre moi passé aurait pu rêver. Vous écrivez un nouveau chapitre dans votre vie où votre coeur n'a pas à choisir entre la sécurité et l'amour. Un pas à la fois courageux et vulnérable, vous apprenez qu'il est possible de trouver un amour qui inclut les deux.

Laissez-moi savoir s'il y a d'autres sujets que vous voudriez parler qui ont à voir avec la confiance ou des relations ouvertes qui tombent sous le thème principal de surmonter la trahison!

Conclusion : La confiance en tant que processus en cours, l'adoption de la possibilité de l'amour, un message de resilience

La trahison fait beaucoup de mal. Cela nous fait remettre en question notre foi en d'autres personnes, en nous-mêmes, et peut-être même dans la bonté fondamentale du monde. Vous avez montré beaucoup de courage en commençant ce chemin vers la guérison. Vous avez récupéré votre pouvoir petit à petit en faisant face à votre douleur, en défiant vos critiques intérieures, en établissant des limites saines, en raffinant votre intuition et en prenant des risques calculés qui vous donnent un nouveau sentiment de connexion.

Il reste encore beaucoup de travail à faire. Il faut du temps pour guérir, et choisir de faire confiance à nouveau – à la fois en vous-même et dans la chance d'un amour qui fait sentir votre cœur en sécurité – est une pratique que vous devez faire tous les jours. Certains jours, la peur peut pendre sur vous comme un nuage lourd. C'est bien de vous donner le temps et l'espace pour ressentir toute votre vieille douleur. Pourtant, le fait que vous cherchiez de l'aide dans ce livre montre qu'il y a une partie très forte de vous qui est toujours déterminée à faire du monde un endroit meilleur où l'amour, la joie et la confiance peuvent remplir ces vides à l'intérieur de vous.

Changer la façon dont nous faisons confiance

Sur ce chemin, vous devrez probablement changer votre façon de penser à la confiance. Il ne s'agit pas souvent d'une confiance aveugle, naïve comme celle que vous avez pu avoir avant d'être menti. La confiance que vous construisez maintenant est plus forte et plus intelligente. Quand vous avez confiance en vous-même, vous savez comment repérer les drapeaux rouges et vous éloigner des gens qui ne sont pas dignes de votre coeur. Faites confiance à la force de vos limites et sachez que vous avez toujours le droit de prendre soin de votre propre santé.

La confiance en soi fait partie de cette confiance. Vous apprenez à faire confiance à votre intuition, qui vous dit d'être prudent quand quelque chose ne se sent pas bien. Quand vous croyez que la guérison est possible, vous êtes d'accord avec le fait que les vieilles blessures vont parfois faire mal. Et surtout, vous croyez que si quelqu'un vous trahit à nouveau, vous avez la force et la conscience de vous quitter, même si ça fait beaucoup de mal.

Confiance et vulnérabilité : une catch-22

Il est ironique que vous ayez à être ouvert et vulnérable pour reconstruire la confiance dans l'amour. Mais cette faiblesse est différente de celles que vous avez peut-être eues dans le passé parce qu'elle vient avec des leçons apprises. C'est une ouverture attentive et mesurée qui vient de savoir au fond que la connexion et l'auto-protection ne sont pas des idées opposées.

Être conscient de soi vous rend plus ouvert. Tu sais de quoi tu as peur et ce que tu veux vraiment. Vous savez quelles coupures sont encore douloureuses et quelles se sont transformées en cicatrices qui montrent que vous étiez forts et capables de survivre. Tu sais exactement ce à quoi tu ne peux pas résister, ce que tu es prêt à essayer, et le type d'amour qui fait chanter ton cœur.

Prendre une chance sur l'inconnu et le possible

Quand vous sautez dans l'inconnu, vous vous sentirez toujours un peu effrayé. Cela pourrait même vous rappeler la peur que vous avez ressentie avant la première trahison. Cette nouvelle peur, en revanche, ne retient pas autant les gens. Avec un espoir fort, il y a une connaissance intérieure que la chance d'une relation profonde et belle rend le risque bien réfléchi valable.
Tu ne seras plus jamais blessé? Nous trouvons rarement des garanties en ce qui concerne les cœurs des gens. Maintenant que les choses ont changé, vous ne cherchez pas l'amour par panique ou besoin aveugle. Vous avez maintenant un fort sens de votre propre valeur et pouvez vous tenir sur vos propres deux pieds. Vous savez que quelqu'un d'autre ne peut pas et ne devrait pas guérir vos vieilles douleurs; elles peuvent seulement fournir un espace sûr pour que vous puissiez continuer à vous soigner.

Un amour qui rend votre passé important

Quand ils viennent ensemble, le bon partenaire ne vous fera pas oublier votre passé. Ils respecteront votre voyage et les choses difficiles qui vous ont fait la personne forte et sage que vous êtes maintenant. Ces gens respecteront vos limites, seront patients avec vos peurs, et seront là pour vous quand la douleur du passé reviendra, sans essayer de l'effacer avec des promesses vides ou des platitudes.
Ce genre d'amour rend les choses meilleures. Il vous donne un endroit pour être tout votre moi, les faiblesses, les peurs et les cicatrices qui sont encore en train de guérir d'une façon désordonnée inclus. Cela ne signifie pas que votre partenaire doit devenir votre médecin; cela signifie simplement qu'ils sont suffisamment matures émotionnellement pour écouter ce que vous avez à dire sans vous juger ou sentir le besoin de "réparer" les choses immédiatement.

Être dur est votre super-puissance.

Vous n'êtes pas défini par vos trahisons passées, mais elles vous ont donné quelque chose de très puissant: la capacité de revenir en arrière des échecs. Vous avez vu pour vous-même combien la douleur d'un cœur humain peut supporter, et vous avez vécu. Vous êtes sorti des ténèbres, vous avez cherché de l'aide, et vous avez recommencé à vous réunir. Parce qu'il a été construit dans le feu de la douleur, cette force est votre meilleure arme que vous faites confiance à quelqu'un avec votre coeur précieux.

Il est toujours possible pour vous d'aimer après ce voyage. Peut-être, à votre grande surprise, vous constaterez qu'il a grandi. C'est un bon moment pour une forte défense et une espérance prudente. Vous pouvez porter le poids de votre passé avec bonté tout en étant ouvert à la possibilité passionnante d'un amour dans l'avenir qui est à la fois profondément joyeux et profondément sûr. En outre, c'est une façon vraiment merveilleuse de guérir soi-même.

Si vous pouviez parler à votre futur moi

Pour un instant, imaginez vous écrire une lettre à vous-même dans le futur, peut-être dans cinq ans. Imaginez-vous dans ce futur. Vous serez plus intelligent, plus fort, et peut-être même avoir quelques nouvelles cicatrices. Mais ces cicatrices vous rappelleront les guerres que vous avez été assez courageux pour combattre et gagner. Écris l'amour que tu as trouvé dans cette lettre. Qu'est-ce que ça pourrait être? Un partenaire romantique qui vous voit avec une clarté et une douceur qui est à la fois excitant et réconfortant. C'est peut-être l'amour entre un groupe d'amis qui a montré qu'une famille choisie peut être aussi forte que une famille de sang. Ou peut-être est-ce la réalisation que l'histoire d'amour que vous aviez besoin de changer le plus était celle entre vous et vous-même.

Racontez à la personne du futur le genre d'ouverture et de courage que vous avez maintenant, le type de bravoure qui vous a permis de prendre ces risques. Pour prouver que votre guide intérieur est de nouveau fort, racontez-moi un moment où vous avez fait confiance à votre intestin et cela vous a tenu à l'écart de quelque chose de mauvais. Profitez des nouvelles limites que vous avez apprises à définir, les bons « non » et « oui » qui respectent vos besoins.

Plus que tout, dites à votre futur moi que vous ne vivez pas seulement, vous prospérez. De façon étrange, ce bonheur est revenu dans ta vie. Dans les jours où la route devant vous peut sembler incertaine, laissez ces mots vous guider et vous rappeler que vous êtes courageux et fort, et que la possibilité d'un amour qui guérit votre cœur blessé et alimente votre joie est absolument, magnifiquement et sans équivoque à portée de main.

Rappelez-vous que ce livre n'était pas la fin de votre voyage; c'était juste un pas sur le chemin. Cherchez toujours des façons de guérir et de vous connecter avec les autres, et continuez à choisir de penser que l'amour peut être une source de force plutôt que de peur dans votre vie. Même si la route était rude, la vue de l'endroit où vous êtes maintenant et les vues encore plus étonnantes qui sont encore à venir font que chaque pas en vaut la peine.

www.ingramcontent.com/pod-product-compliance
Lightning Source LLC
Chambersburg PA
CBHW082213220526
45470CB00010B/3145